監修の言葉

今ある腎機能を守るために、今やるべきこと

近年、腎臓や腎臓病への関心が高まっています。本書を手に取られた方の多くも、「最近、おしっこの回数が増えた」や「健康診断で腎機能値が高かった」など、腎臓の健康に何らかの不安を感じておられることでしょう。

まずは、体調に関するセルフチェックを行ってみてください。

次の項目のうちいくつあてはまりますか?

□尿が白くにごっている
□尿の色が赤っぽいときがある
□尿が泡立っていると感じる
□夜中に何度もトイレに行く

□最近、顔色が悪いと心配される
□靴や指輪がきつくなった
□疲れやすく、疲れが抜けない
□たびたび息切れするようになった
□時折、背中や腰、わき腹が痛む

いかがでしょうか？　これらは腎臓の働きが衰えているサイン。1つでも当てはまると、腎機能が低下している可能性があります。とはいえ、いずれも特別な症状ではなく、体調を崩したときに現れる身近な不調ばかり。その点でも腎臓病は身近な病気といえるでしょう。

事実、慢性腎臓病（CKD）は日本人の8人に1人、約1300万人が患う病気で、今や国民病の一つに躍り出ました。加えて、病院でCKDと診断されても治療を受けていないケースが数多く見受けられます。そのため、腎臓病の患者数は今後も増加の一途をたどると考えられています。

日本におけるＣＫＤ患者数

	腎機能に関わる検査		
GFR ステージ	GFR (mL/分/1.73㎡)	尿たんぱく −〜±	尿たんぱく 1＋以上
G1	≧90	2,803万人	61万人(0.6%)
G2	60~89	6,187万人	171万人(1.7%)
G3a	45~59	888万人(8.6%)	58万人(10.6%)
G3b	30~44	106万人(1.0%)	24万人(0.2%)
G4	15~29	10万人(0.1%)	9万人(0.1%)
G5	＜15	1万人(0.01%)	4万人(0.03%)

進行度合い

■のことろがCKD(慢性腎臓病)に相当する

出典：平成23年度厚生労働省CKDの早期発見・予防・治療標準化・進展阻止に関する研究

腎臓の機能は一度失われると回復が非常にむずかしいとされています。ですから、一日も早く気づき、治療を行うことが大切なのです。

腎臓は目立つ臓器ではありません。作尿（尿を作る）の臓器というイメージが先行していますが、血液をろ過して老廃物を排泄するフィルターの役割の他にも、体内の水分やミネラルのバランスを整える、多様なホルモンを分泌するといった〝体の調整役〟であり、さらには血液や骨の形成にも欠かせません。腎臓の働きなくしては健康を維持することはできないのです。

最近では腎臓の尿細管に、老化を抑制す

る遺伝子（クロトー遺伝子）が多く存在することがわかってきました。この遺伝子は体内のリンの調整役で、腎臓が衰えると減少に転じます。抗老化のカギとなるクロトー遺伝子を守るには、腎臓の保護が必要となります。この発見は世界中の研究者が注目しており、新薬の開発など、腎臓病治療への応用が期待されています。

腎臓病の代表的な医薬品の一つにクレメジンがあります。この薬は食べものを消化した際に生じる毒素（尿毒素）を吸着、便とともに排泄する作用があり、慢性腎臓病における尿毒症状の改善に用いられます。クレメジンは体内で毒素となる物質のみを選択、体に必要な消化酵素や栄養素は吸着しません。ただし、1回の服用量が多くて飲みにくいことに加え、便秘などの副作用に悩まされる方が多いというデメリットもあります。医薬品なので医師からの処方箋も必要なため、なかなかその本領を発揮することはできませんでした。

そこで研究者たちはクレメジン同様の炭を用い、清炭末《せいたんまつ》という画期的なサプリメントを開発しました。腸で尿毒素を吸着して便として排出する作用は同じですが、必要な摂取量が少なく飲みやすいうえに、動脈硬化を引き起こす原因となるＡＧＥ（終末糖化物質）の吸着力が高く、腎臓への負担を軽減し、腎機能の維持に貢献すると期待されています。それに加え、最近の改良により腸内環境を整える優れた成分を配合したことで、便通をよくして血液を浄化するなど、さらなる効果アップが期待できるでしょう。

わが国における腎臓病の治療は、腎臓移植の普及が進まず、現状では人工透析が最終的な治療として定着し、透析人口は２０２２年の時点ですでに34万人以上。国民全体の約４００分の１にあたる割合です（次ページのグラフ参照）。

厚生労働省は年間新規透析患者数減少を推進し、成果も出始めていますが、透析患者数そのものに反映されていません。

人工腎臓を使って老廃物や余分な水分を除去する治療法は、技術の向上に目を見張るものがあります。一方で時間的な拘束が長く、食事制限などの制約もあり、患者さんの人生や生活にとって負荷となっています。誰もが「できるなら人工透析は避けたい」と願っていることは間違いありません。

人工透析患者数の推移

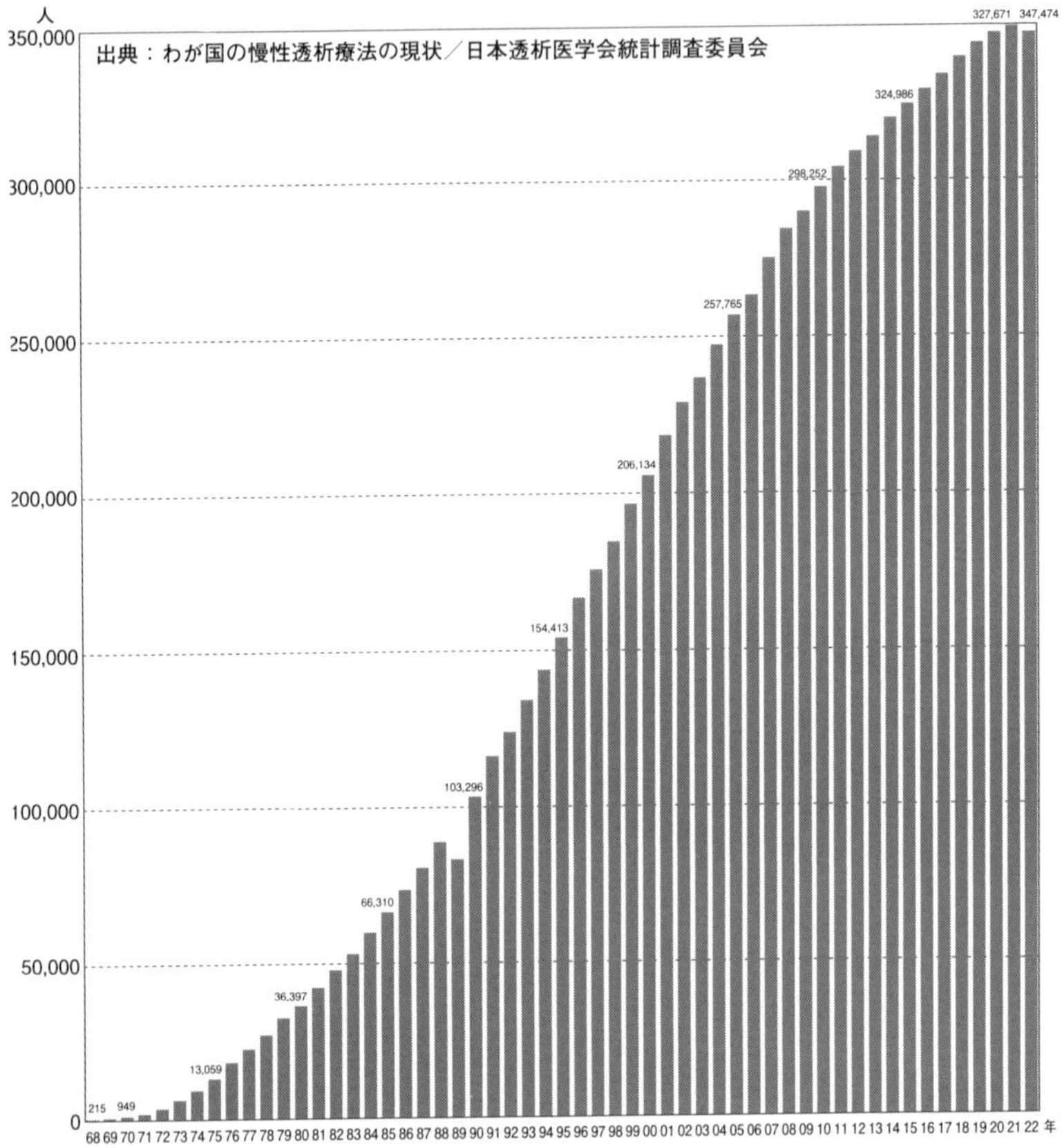

人
350,000
300,000
250,000
200,000
150,000
100,000
50,000
0
出典：わが国の慢性透析療法の現状／日本透析医学会統計調査委員会
215
949
13,059
36,397
66,310
103,296
154,413
206,134
257,765
298,252
324,986
327,671
347,474
68 69 70 71 72 73 74 75 76 77 78 79 80 81 82 83 84 85 86 87 88 89 90 91 92 93 94 95 96 97 98 99 00 01 02 03 04 05 06 07 08 09 10 11 12 13 14 15 16 17 18 19 20 21 22 年

本書で紹介している清炭末は健康食品に分類されます。医師の処方箋がいらないため、患者さんのご意思で取り入れられます。腎臓病のように一筋縄ではいかない疾患だからこそ、病気ときちんと向き合うことが重要です。この本が読者の皆様が腎臓について正しい知識を得て、「腎臓を守る」一助となれば幸いです。

監修／医師　佐野 正行

はじめに

腎臓病の患者さんに処方されるクレメジンという薬があります。炭を原料とした医薬品です。しかし副作用も含め短所が多く、飲むのをやめてしまう方も多いようです。そこで腎臓病の医師や専門家が集まり、「もっと確かな作用を持つ炭製品を作ろう！」と開発されたのが『清炭末《せいたんまつ》』です。進行すると多くが人工透析になってしまう腎臓病に、新たな道を開こうと開発された最新の素材です。クレメジンがあまり吸着できない物質までもしっかり吸着・排出するのが特長です。

それならいっそ医薬品にしてはどうでしょう。実現すれば国内１３００万人の腎臓病の患者さんに、保険適用で届けることができます。けれども医療品として認可されるまでには10年、20年と時間を費やすことになります。これでは今現在、腎不全の人を救えません。

すでに炭を使った医薬品があり、炭が毒素を吸着することはわかっているのですから、あとは品質と安全性を高めれば、もっと便利な、腎臓病を何とかしてくれる炭ができるはず。そのようなコンセプトから作られたのが清炭末《せいたんまつ》です。

第6章を読んでいただくとわかるように、医師が「下がるはずがない」という血清クレアチニンの値が下がったり、腎臓病にくわしい人ほど「そんなバカな！」と目を丸くするような現象が起きているのです。

腎臓病治療の目指すところは、人工透析の回避です。つまり患者さんが一生、自分の腎臓で生きていくことです。清炭末は、こうした切なる願いを叶える大きな助けとなりそうです。ぜひ、開発や研究の経緯、たくさんの体験者の声を読んでみてください。

腎臓病と診断されても悲観せず、清炭末に希望を託してトライするだけの価値があると言えます。有効な治療法が少ない腎臓病に対して大きな福音となるでしょう。

第1章 「人体のろ過装置」腎臓のしくみと働きを学ぶ 023

第2章　慢性腎臓病（CKD）の検査・治療と食事療法を知る

第3章 腎臓を腸で守る！ 毒素のたまらない体へ 69

第4章 腸内で毒素を吸着・排出する新素材・清炭末《せいたんまつ》＋リブマイクローブ 89

第5章 「清炭末《せいたんまつ》はすごい！」慢性腎臓病（CKD）が改善した21人・21の症例 131

第6章 知っておきたい！清炭末《せいたんまつ》に関するQ&A

第1章

「人体のろ過装置」腎臓のしくみと働きを学ぶ

腎臓ってどんな臓器!?

腎臓の位置をご存じですか？　まずは、両手のこぶしで腰が痛いときにトントンと叩く動作をしてみてください。こぶしの当たる場所に腎臓はあります。背骨を挟んで左右一対、腰よりやや高い背中側です。右の腎臓は肝臓に押し下げられ、左よりも少し低い位置にあります。

腎臓の形状はそら豆に例えられます。大人の握りこぶし大10㎝ほどの大きさで、厚みは２～３㎝、重さは約１５０ｇとりんご半分くらい。胃や心臓、肺などの臓器と比べると大きくはありません。

腎臓の上に乗っている三角帽子のような臓器は副腎です。腎臓と副腎は腎筋膜という硬い皮膜に覆われています。この膜には脂肪が多く含まれており、保温と保護の役目を担っています。副腎という名称から腎臓のサポート役のように思われますが、腎臓は泌尿器系、副腎は内分泌器官で、直接的な関係はありません。

腎臓の位置

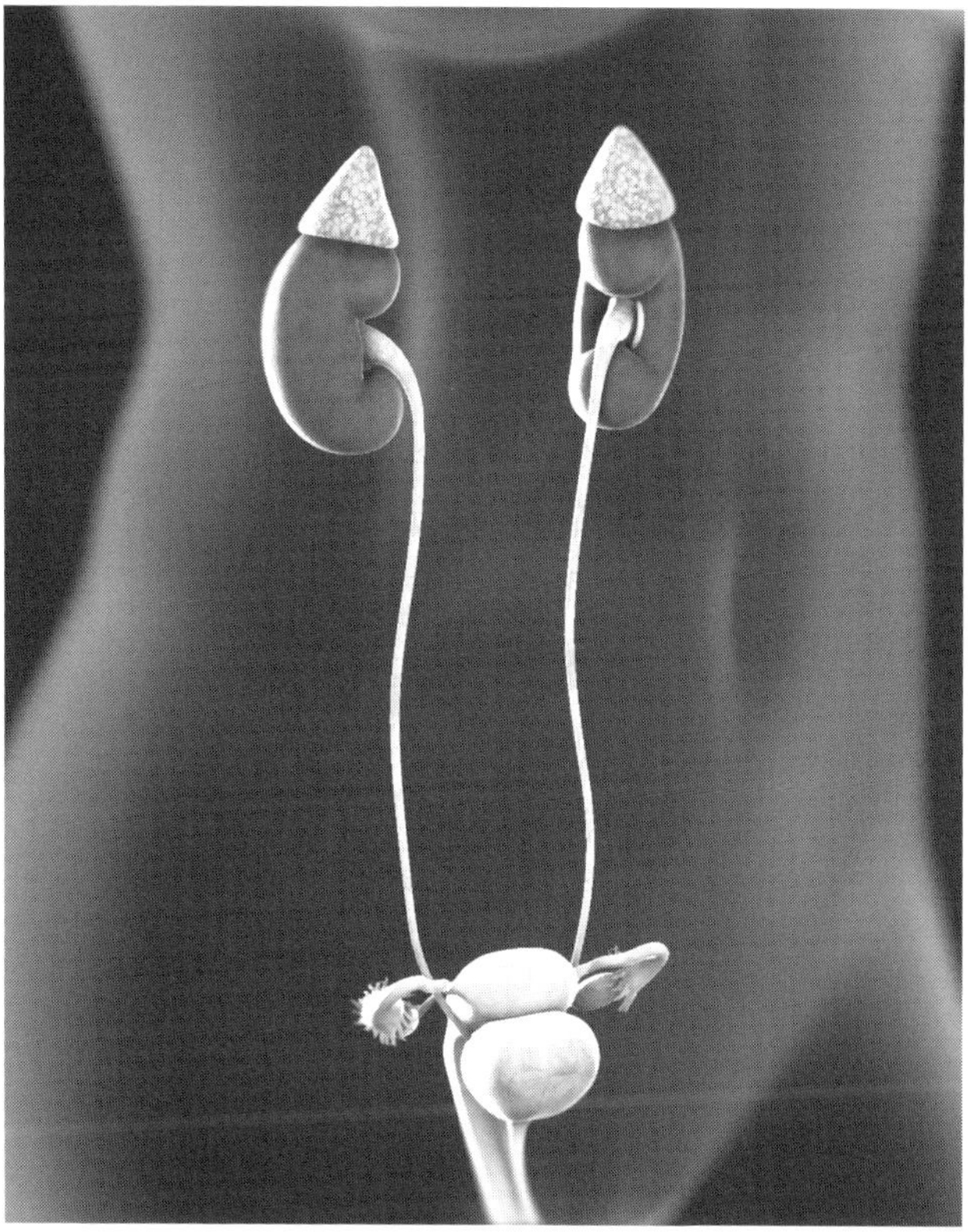

腎臓の働きは多彩

腎臓はどちらかといえば地味な存在です。「おしっこをつくる臓器」もしくは「血液をきれいにするところ」というイメージをお持ちの方が多いでしょう。

たしかに血液から老廃物や余分な水分を除去し、作尿する働きは、腎臓の代表的な働きです。しかし、そのプロセスが私たちの体にとってどれほど重要かはあまり知られていません。

ここでは健康の維持に欠かせない腎臓の働きを見ていきましょう。

【腎臓の働き❶】体をクリーニングする

腎臓の根幹となる働き。クリーニングは洗浄や掃除、浄化とも言い換えられます。

全身をくまなくめぐる血液は、1つ1つの細胞に栄養と酸素を届けています。帰り道には老廃物や二酸化酸素を受け取り、体外へ排出します。回収した血液を処理するのが腎臓の役目。ただし、二酸化酸素は腎臓ではなく肺で酸素と交換、呼気によって排出されます。

体中の細胞では、この働きにより尿素窒素、尿酸、クレアチニンなどの代謝物が発生します。尿素窒素や尿酸は過剰になると体に害となる老廃物です。血液が回収して運んだこれらの老廃物をろ過し、血液をきれいにして再び体内へ戻すのが腎臓です。ろ過された老化異物は、尿（＝不要な水分）とともに排泄されます。

腎臓に1日に流れ込む血液量は、なんと

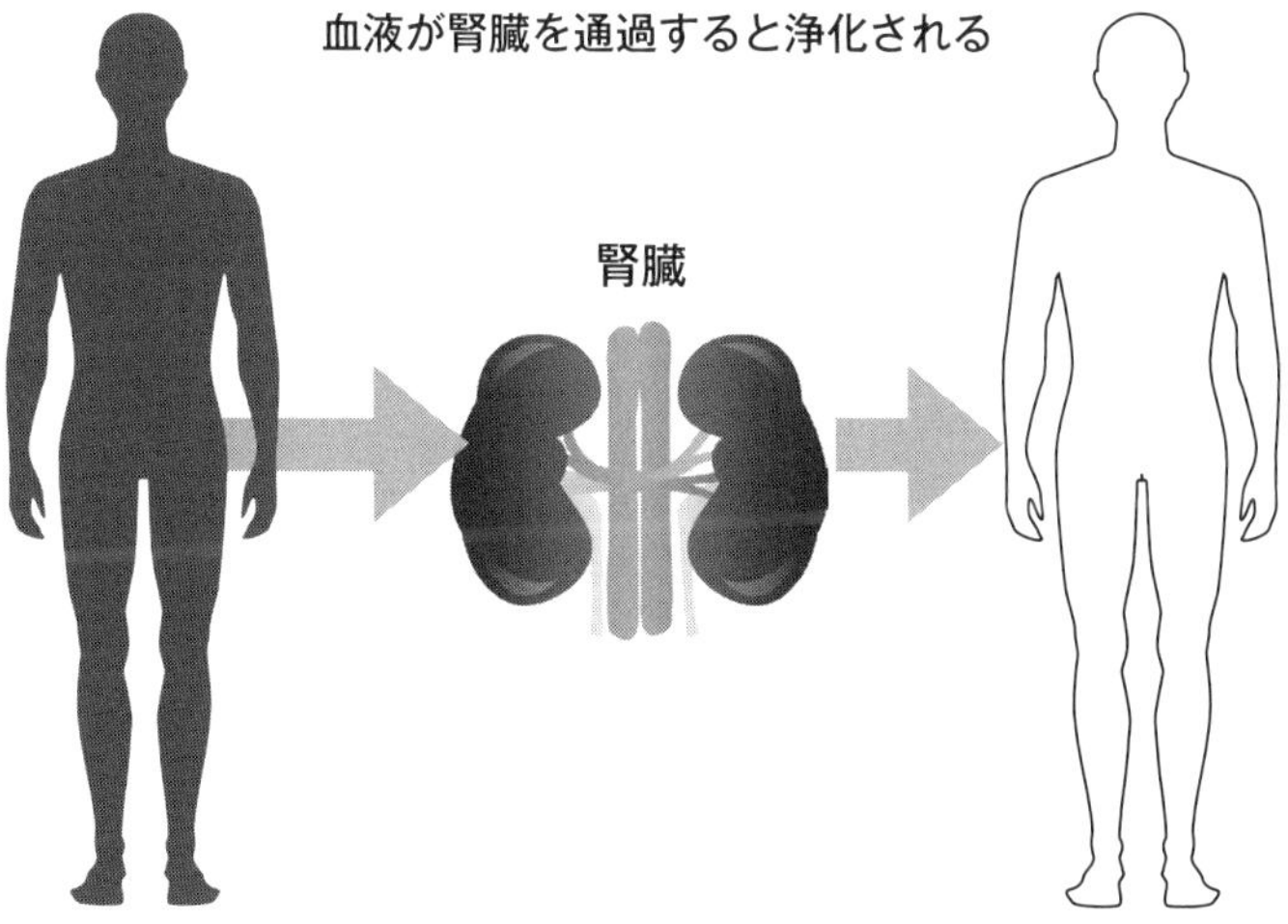

血液が腎臓を通過すると浄化される

1・5t、ドラム缶にすると約75本に相当します。

成人男性の平均体重は約65kgですから、その20倍以上もの血液を休みなく処理しているのです。もしこの機能が衰えてしまったら、体は老廃物であふれてしまいます。

血液を浄化するしくみ

腎臓のろ過システムの要は、ネフロンという組織です。腎臓1個あたり100万個存在します。ネフロンは毛細血管が毛糸玉のように絡まり合った糸球体と、尿が通過する尿細管から成ります。

動脈を通って運ばれてくる血液は、第一段階として糸球体に流れ込みます。第1のフィルター・糸球体は、細かい網の目になっており、老廃物や余分な水分のほか、尿素窒素、尿酸、クレアチンなどの分子の小さい物質はろ過され、漏れ出して尿細管から出ていきます。一方、血液成分の赤血球や白血球、たんぱく質などの主要な成分は、分子が大きく網目から出ず、そのまま血管に流れて体を循環します。

腎臓のろ過システムの中枢「ネフロン」

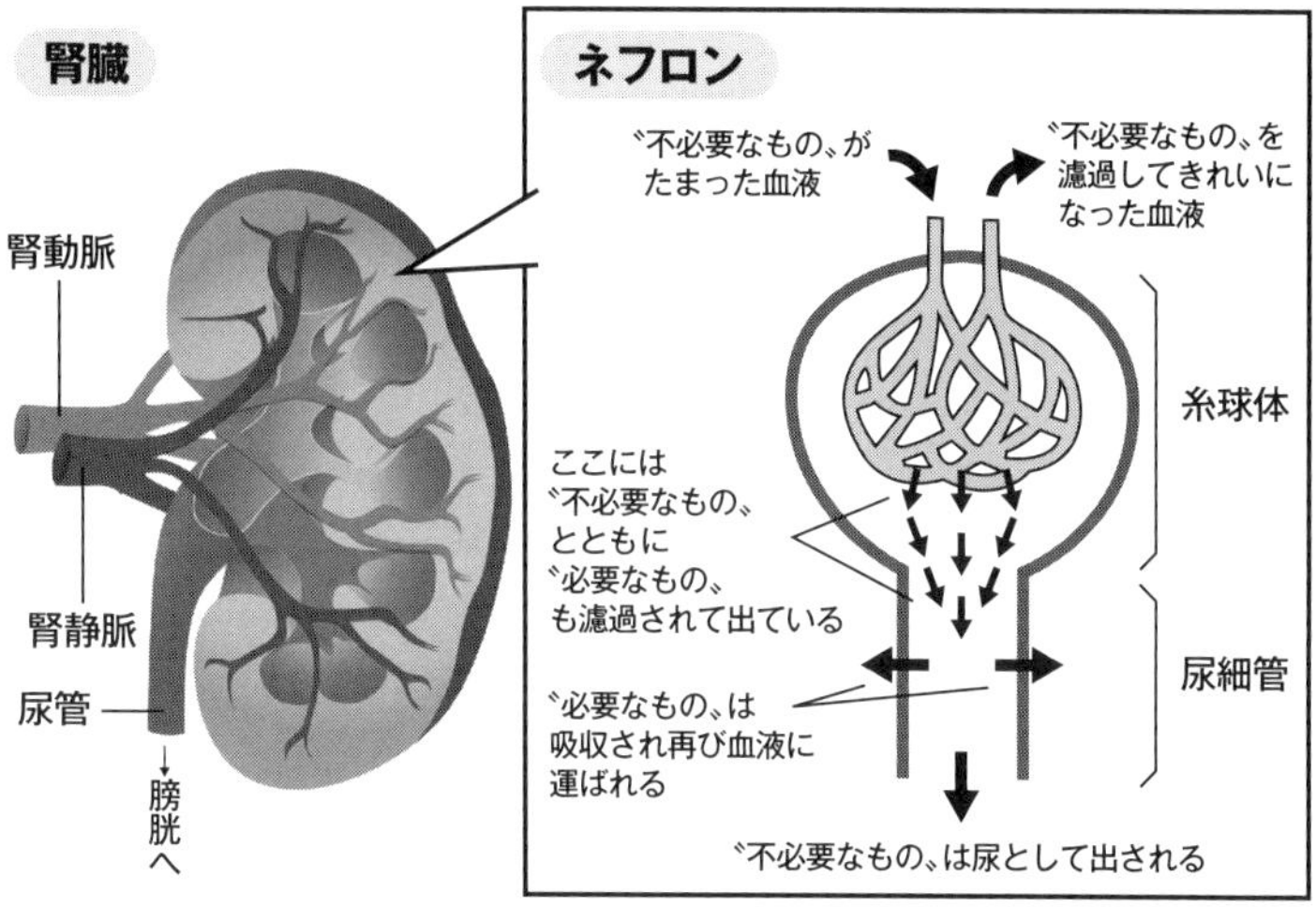

1個の腎臓には、ネフロンが約100万個あり、尿を作る重要な働きを担っている。

糸球体でろ過されたものが原尿です。この段階では体にとって必要な物質がたくさん含まれているため、尿細管という第2のフィルターを通り、必要なもの、使えるものを再吸収します。

原尿の99%は再吸収され、残った1%が尿として腎盂に集まり、膀胱を経て排泄されるのです。150ℓの原尿のうち、尿となるのは1・5ℓほどですが、ろ過機能が弱り、きちんと排泄されないと、体に老廃物や毒素が溜まっていきます。

腎臓、とりわけ、毛細血管の集合体であるネフロンの糸球体は、加齢にともない衰えて壊れ、減っていきます。一度失われると、自然に再生することはないと言われています。

【腎臓の働き❷】体内の水分量、電解質を調整する

私たちの体は約6割が水分。水分量は多すぎても少なすぎてもよくありません。腎臓はろ過システムにより過剰な水分を尿として排出し、ちょうどよい水分量を維持しています。

また、水分量とともに調節しているのが電解質です。電解質とはナトリウム、カリウム、リン、マグネシウムなどの微量金属、いわゆるミネラルのことで、血液に溶けて存在しています。これらの電解質は神経の情報伝達や筋肉を動かす働きに欠かせない物質で、水分と同様に過不足は避けなくてはなりません。電解質をコントロールするのも腎臓の働きの一つです。

【腎臓の働き❸】体に必要なホルモンを作り出す

腎臓は体の調整役でもあります。血液や体液のバランスコントロールだけでなく、さまざまなホルモンを分泌し、体調を整える働きをしています。

例えば赤血球を作るホルモン・エリスロポエチンのほか、血圧の上昇を促すレニン、逆に血圧を下げるキニンやプロスタグランジンなどのホルモンを分泌しています。

また、ビタミンDは、肝臓と腎臓の酵素の働きで骨の形成を助ける〝活性型ビタミンD〟となってカルシウムの吸収を促進、骨を強くします。腎臓が元気がなくなれば、ビタミンDも力を発揮できず、骨粗鬆症のリスクを高めてしまいます。

【腎臓の働き❹】老化を抑制する

近年、腎臓が有する老化を調整する遺伝子が注目されています。日本人の医学者・

黒尾誠博士（自治医科大学大学院教授）が発見した遺伝子は、クロトー遺伝子と名付けられ、研究によると腎不全の患者さんはクロトー遺伝子産物の発現が減少していると報告されています。

実験では、マウスのクロトー遺伝子が欠損すると老化のスピードが早くなり、過剰に発現すると寿命が長くなることが明らかになりました。ヒトにおいてもほぼ同様の現象が起こるだろうと考えられており、腎臓病だけでなく、多くの病気や老化現象にも深く関わっていると推測されています。

今後ますます研究が進み、治療によってクロトー遺伝子を活性化することができれば、老化の予防や根本治療につながるかもしれません。

進化を遂げ、生命を支えた腎臓

1日に150ℓもの原尿をクリーニングし、1・5ℓの尿を排出する腎臓。握りこぶし程度の小さな臓器2つが、驚くほどの能力を持っているのです。

しかしながら、150ℓの原尿の約1％を捨てるために、残りの99％を再吸収するのは無駄なような気がします。なぜこれほどの大量の血液を循環させる必要があるのでしょうか。

突き詰めると人類の進化の過程が生んだ必然であったと考えられます。

私たち人類を含むあらゆる動物は、太古の昔は海に棲む水生生物でした。進化の過程で一部が陸に上がり、エラ呼吸を肺呼吸に代えて地上生活へ適応していきました。両生類から始まり、やがて爬虫類、鳥類、哺乳類と種類が増え、それぞれが最適な体を作り上げていったわけです。

生きる場所を海から陸へ移した時点で、呼吸以外でも大きな変化を余儀なくされました。塩分濃度の高い海中で暮らしていたので、陸上で体の塩分をいかに調整するかが大きな課題となったのです。

そこで進化を遂げたのが腎臓です。

水生生物にとって、地上は塩分などのミネラルと水分が圧倒的に不足しています。

腎臓の多彩な働き

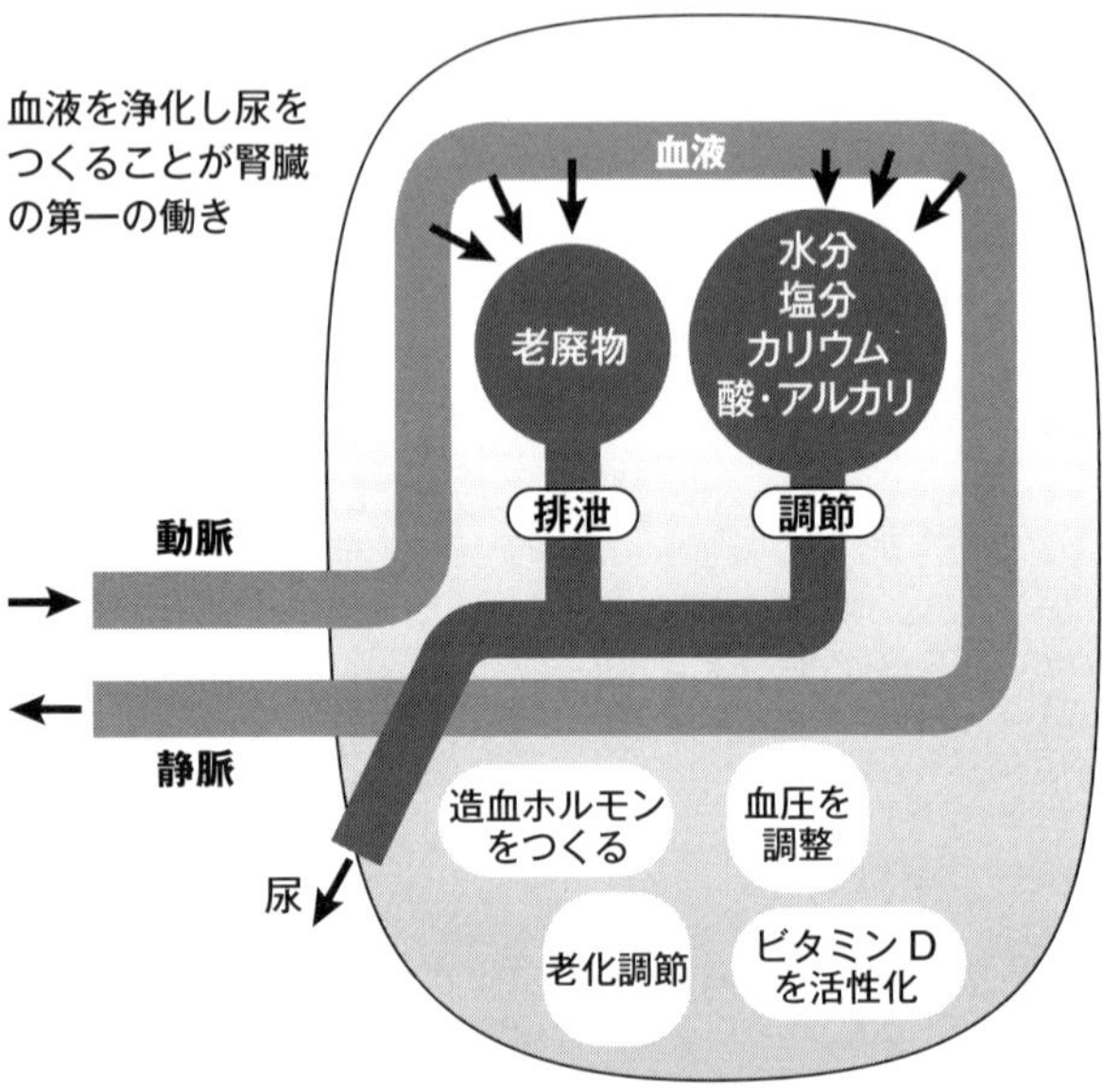

少ないミネラルと水分を最大限に活用し、かつ老廃物を溜め込まないために、大量の血液を処理し、くり返し循環させる高機能な臓器を獲得したのです。

わたしたちの体は汗をかいて水分や塩分を欲するときもあれば、水分を摂り過ぎてむくんでしまうときもあります。ビールを飲み過ぎると、トイレの回数が増えるのもその一例です。全体の1%、2%というわずかな量を調整するためには、たくさんの水分が必要なのです。自分の体重の20倍もの血液を循環させるのは、水分や塩分を体にもっとも適した状態にし、維持するための微調整が必要だからと考えられています。

腎臓移植はなぜ普及しないか

生命維持に関わる仕事を抱えている腎臓は、小さい臓器ですが緻密で高性能です。腎臓1個に100万個、左右で200万個のネフロンには大きな予備能があります。一対になっているのは、ゆとりを持って働くためといえます。

生体腎移植が可能であるのも、この余裕の構造が理由です。腎臓が働かなくなった場合、親、子、兄弟などの親族から健康な腎臓の提供を受ければ、その1つで生きていけます。提供した側も、残った1個の腎臓で生きていける機能が備わっているからこそ移植に応じることができるのです。

しかしながら、腎臓の移植は日本ではあまり普及していません。腎臓を提供してくれるドナー数が少ないという事情がありますが、その他にも、移植後の拒絶反応を抑えるための免疫抑制剤を一生飲み続けなければいけなかったり、その薬により感染症、高血圧、糖尿病などの副作用を生じたり、食事制限が必要になることもあります。また、拒絶反応で腎臓の機能が低下した際は、人工透析の再開も余儀なくされます。

こうした多くのリスクやデメリットがあることで、腎臓移植の普及はなかなか進まないようです。

加齢と生活習慣が腎臓病の2大原因

あらゆる臓器に言えることですが、腎臓も加齢によって少しずつ働きが悪くなっていきます。また、腎臓は全身の血液を処理しているため、腎臓以外の臓器トラブルの影響を受けやすく、それが原因で発病するケースが少なくありません。次章で述べる「糖尿病性腎症」や高血圧に起因する「腎硬化症」などは代表的な病気です。ほかの臓器と連動して働く腎臓は、色々な病気と関連して病気になりやすいのです。

したがって、腎臓に負担をかけ衰えさせるような生活習慣は見過ごせません。もっとも重要なのは日々の食事です。とくに塩分の摂り過ぎによる血圧上昇は大問題です。過食による肥満、内臓脂肪が招くメタボリックシンドロームのほか、喫煙も糸球体の血管を収縮させる要因になります。また、ストレスを受けると全身の血流が滞って腎臓へ負担をかけます。

腎臓病と深く関わる「動脈硬化」とまったく同じ危険因子が絡んでいるのです。

腎臓病は血管の病気

腎臓病は血管の病気だともいえます。腎臓は毛細血管を主要部分とする血管のかたまりで、血管内皮細胞と毛細血管を取り巻く上皮細胞、メサンギウム細胞から成り立っています。腎臓の病気はこれらの細胞の障害により生じますが、結果的に毛細血管を損傷して血液のろ過に支障をきたすことが問題です。

すでに述べたように、腎臓はその働きが過酷であることから、余裕を持った作りとなっています。それでも仕事量の多さから負担は大きく、糸球体の毛細血管を含む血管の老化、劣化により腎機能が低下していきます。

腎臓の血管が弱くもろくなっているのに、体のほかの血管がまったくの正常、健康ということはあり得ません。腎臓の血管に問題があれば、全身の血管もほぼ同様の状態です。腎臓の働きが悪くなると、血圧を上げるホルモンが増加し、血圧を下げるホルモンは少なくなるため、血圧は高くなります。高血圧は血管障害の大きな危険因子ですから、全身の血管で老化が進み劣化が発生するのです。

血管の老化、劣化は、すなわち動脈硬化を意味します。腎臓においても糸球体内の細動脈に動脈硬化が起こります。ダメージを受けた糸球体の細動脈や毛細血管が損傷し、腎機能が低下していくのです。

腎臓の動脈硬化が引き起こす代表的な疾患が「腎硬化症」です。「糖尿病性腎症」や「IgA腎症」でも腎臓内の血管は動脈硬化を起こしています。発症のメカニズムは異な

各種腎臓病による糸球体濾過の障害パターン（１個のネフロン）

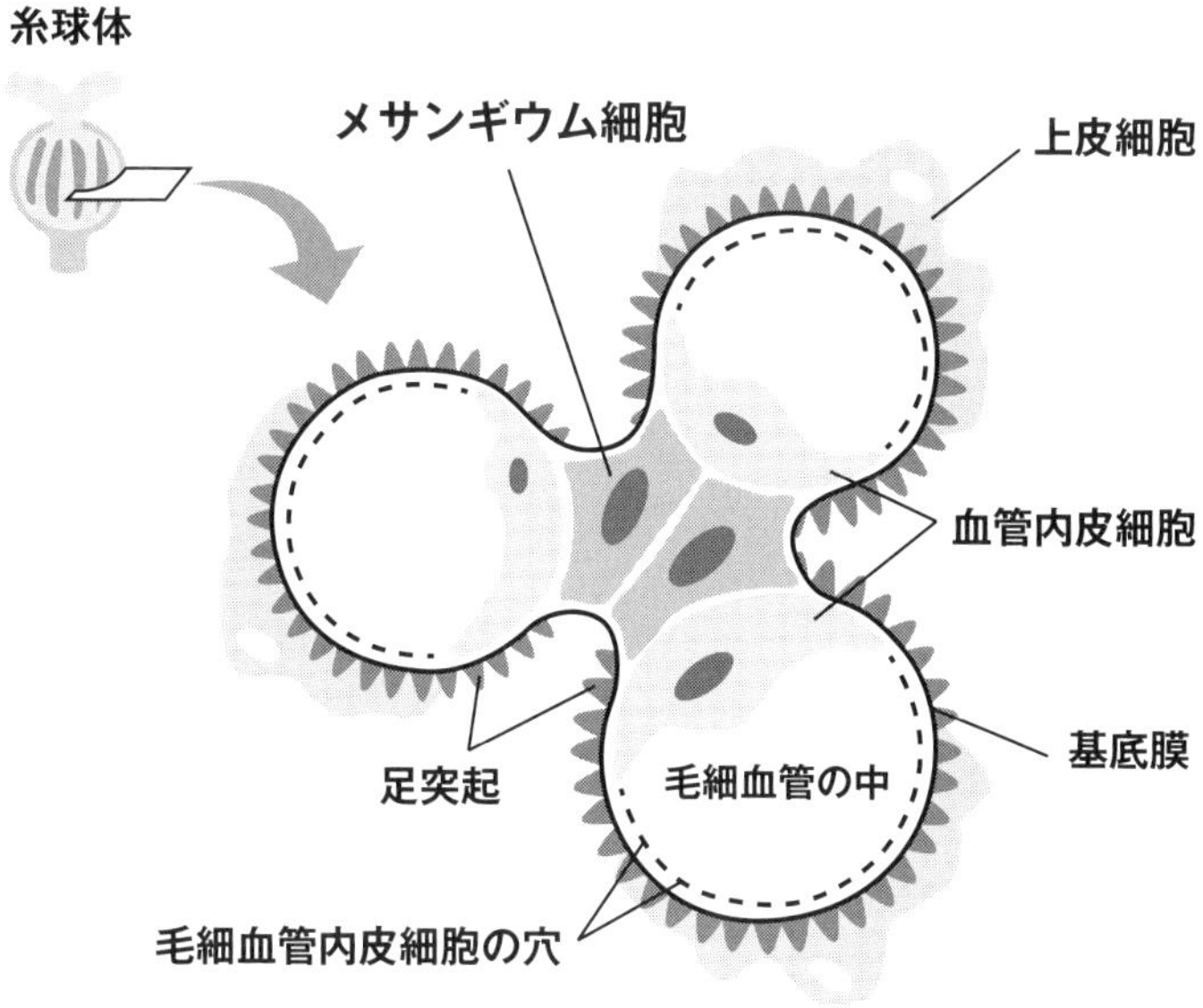

りますが、血管で生じていることは共通しています。このことからも腎臓病は血管の病気ということもできるのです。

腎臓の血管が硬くもろくなる理由

健康な血管は伸び縮みしやすく、内壁はなめらかで血液がスムーズに流れますが、年をとって血管が劣化すると、しなやかさが失われて硬くなっていき、そこに高血圧、糖尿病、脂質異常症といった慢性疾患が合併すると、より深刻な状態になります。

脂質異常症は以前は高脂血症と呼ばれてた疾患です。血液中にコレステロール、とくに〝悪玉〟といわれるＬＤＬコレステロールや中性脂肪が過剰になった状態です。血中の脂質は、血管の内壁にこびりついてプラーク（こぶ状のかたまり）を形成し、血管の内腔を狭めます。さらに、プラークが破裂すれば血管が傷つき、剥がれると血のかたまり（血栓）が血流に乗って運ばれて血管を詰まらせます。

こうした現象が脳血管や心臓の冠動脈で起こると、脳卒中や心筋梗塞のような命に関わる大病を引き起こす事態となります。

ところが腎臓の毛細血管で同様のことが起こり、糸球体がダメージを受けていることに多くの人は気づかずにいるのです。腎臓の毛細血管で起こる動脈硬化は、自覚症状がないまま腎臓病に直結していくのです。

なお、喫煙も要注意因子です。タバコに含まれるニコチンやタールは血管の収縮を引き起こし、高血圧および動脈硬化を促します。

ほかにも糖尿病、肥満、ストレスなどが動脈硬化の原因として挙げられます。これらが相互に影響し合って悪循環を招くため、病気ならば治療をし、喫煙などの習慣を見直すことが大切です。

尿毒素とは何か？

尿毒症の症状を引き起こす物質すべてが「尿毒素」であり、尿毒性物質や尿毒症物質とも呼ばれます。これらは正常な身体機能を著しく損なう物質、すなわち〝老廃物〟で、全身の臓器障害を招く元凶です。

クレアチニンや尿素窒素、尿酸などの尿と一緒に捨てられていた老廃物はもとより、腎臓が量を調整しているナトリウム、カリウム、リンなども該当します。適正なら有用なものも、過剰になると害をなす物質もあるのです。

尿毒素には、ＡＧＥ（終末糖化産物）のように、近年注目され始めた物質もあります。糸球体の毛細血管を硬くもろくする、動脈硬化の原因物質、全身の代謝を低下させる老化物質として恐れられています。

こうした尿毒素を体内でうまく吸着して排出してくれる素材を本書では紹介しています。詳しくは第４章をお読みください。

第2章

慢性腎臓病（CKD）の検査・治療と食事療法を知る

慢性腎臓病（CKD）とは？

腎臓病は、慢性腎臓病（CKD）と急性腎臓病（AKI）の2つに分けられます。CKDには「慢性腎炎」「糖尿病性腎症」「ネフローゼ」「IgA腎症」などがあります。ほとんどが成人の病気ですが、幼児が罹る病気もあります。

CKDの患者数は1300万人以上で、日本人の成人の8人に1人という計算になります。もはや国民病といえる状況です。

一方のAKIは、従来は急性腎不全と呼ばれていたもの。腎機能が数時間から数日で急激に低下し、水分・電解質バランスに障害を起こす病気の総称です。一般的には薬剤による腎障害が知られています。適

慢性腎臓病について

1 **たんぱく尿や血尿などが見られる、超音波で腎臓の異常、血液検査などで腎機能に異常が見られる**

2 **eGFR（推定糸球体濾過値）＜60（ml／min／1.73m2）**

上記の 1 2 のいずれか、または両方が3か月以上持続する場合をすべてCKDという

日本腎臓学会編『CKD診療ガイド2012』から

切な治療で元に戻ることもありますが、CKDに至る場合もあり、油断はできません。

腎臓は一度大きなダメージを受けると回復がむずかしい臓器です。進行度によっては治療しても元に戻すことはできません。さらに進んで末期腎不全になると、体から不要な物質を排泄できない状態（尿毒症）となり、人工透析へ至るケースが多いのです。

急性腎臓病を〝慢性〟にさせないために

腎臓病には急性の病気もあります。急に進行するわけですから、はっきりした自覚症状があり、早期発見しやすいといえます。すみやかに治療を行えば回復の可能性も高いため、予兆を見逃さずに医療機関を受診しましょう。

放置すると、回復が遅れて慢性化してしまう懸念があります。そうなると治療がむずかしく治りにくいのが腎臓病の厄介な点です。

急性の腎臓病には、細菌感染が原因の「急性糸球体腎炎」や「急性腎盂炎」などがあります。これらは子どもが罹りやすいので注意が必要です。

「急性腎不全」は、急性腎臓病のなかでも非常に深刻で、数日で尿毒症になり、命の危険をともないます。しかし、適切な治療を受ければ回復も早いので、やはり早期発見、早期治療が肝心です。

CKDは血管に甚大なダメージを与える

ＣＫＤが怖いのは、初期にほとんど症状がないため、気づかぬうちに進行を許してしまうことです。結果として治療せずに放置してしまい、手遅れになるまで悪化するケースも少なくありません。

あるアンケート調査によると、尿たんぱくがあり腎臓病と考えられる人（５３６人）のうち、病識（病気である認識）のない人は49％と半数に上ります。さらに、検査を受けて腎臓病と診断されても受診していない人が24％、４人に１人と報告されています。

腎臓病の特徴

- 腎不全末期になるまで自覚症状に乏しい
- 高血圧、糖尿病、脂質異常、メタボリック症候群と似ている（自覚症状が少ない）

腎臓病と認識していますか？

認識あり：わずか22%

継続的に治療を受けていますか？

受けている：68%

つまり

腎臓病患者の85%が治療を受けていない

ＣＫＤが進行すると、腎臓できれいになるはずの血液が、浄化されずに全身をめぐることになります。老廃物や有害な物質を含んだ血液が通る血管へのダメージは甚大で、血管が傷み動脈硬化が促されるのです。

はじめは腎臓の糸球体、目の網膜などの細い血管（毛細血管）が、やがては冠状動脈などの太い血管にも動脈硬化が起こり、血管によって栄養や酸素の供給を受ける全身の組織に影響を及ぼします。とくに怖いのが心臓や脳などの重要な組織が損傷を受けやすいことで、これは命の危機に直結します。事実、ＣＫＤを患うと、心筋梗塞や脳梗塞、脳出血といった心血管病のリスクが大幅に上がることがわかっています。アメリカや日本で行われた大規模調査でも、ＣＫＤ患者さんが心疾患や脳卒中になる確率が、腎不全になるよりも高いというデータがあるほどです。

腎臓病と動脈硬化の関係は、動脈硬化が悪化すると腎臓病になりやすく、腎臓病になると動脈硬化が進行するという悪循環です。〝血管の劣化〟という共通項があるため、ともに血管病といえるのです。

腎臓病の検査と診断

腎臓病は、尿検査、血液検査、画像検査、腎生検の４つから診断されます。それぞれの検査からわかることを見ていきましょう。

▼尿検査でわかること

腎臓は血液をろ過し、必要な成分は再吸収、不要なものを尿として排泄しています。尿検査でもっとも大切なのは「尿たんぱく」です。試験紙で陽性反応（＋）が出た場合、定量検査を行います。たんぱく尿は、腎臓の糸球体に異常があって漏れ出したもので、本来尿に含まれてはいけない成分です。微量アルブミン尿（たんぱく尿）が30㎎／g・Cr（グラム・クレアチニン）以上出ていると、糖尿病の早期腎症や腎硬化症などの合併症が疑われます。

「尿潜血（血尿）」は、血液が尿に漏れ出ていないかを見る検査です。目視ではなく、尿中の赤血球そのものを調べます。陰性（－）であれば問題ありません。また、血尿が認められるのは、腎臓以外にも前立腺、尿道、膀胱の病気が考えられます。さらにくわしい「尿沈渣《ちんさ》」などの追加検査を行い、尿の成分を調べて原因や病気を探らなくてはなりません。たんぱく尿と血尿の両方が陽性の場合、進行性の慢性腎臓病の可能性が高くなります。

▼血液検査でわかること

尿検査同様、血液を調べると腎臓の働き具合がわかります。ろ過機能が低下していれば、本来は排泄されなければならない老廃物が血液中に残り、数値が上がります。代表的な成分が「血清クレアチニン」です。筋肉が運動した際に出るアミノ酸の老廃物で、腎臓の働きが50%以下になると上昇し始めます。血清クレアチニン濃度は、腎臓のろ過機能の目安であり、濃度が高いほど腎機能が低下していると判断されます。

基準値は、男性＝0・61～1・04㎎／dℓ、女性＝0・47～0・7㎎／dℓで、筋肉量が多い男性の方が高めです。腎不全（腎臓が正常に働かない状態）になると、値は1・5㎎／dℓを超え、重症では2・4㎎／dℓ以上、7～8㎎／dℓを超えると人工透析の検討に入ります。

なお、慢性腎臓病（ＣＫＤ）のステージを決める指針としては「ｅＧＦＲ（推定糸球体濾過値）」が用いられます。これは血清クレアチニンと年齢・性別から算出されます。この値が3カ月以上60㎖／分以下となると、慢性腎臓病と診断されます。

ほかにも腎不全による貧血は赤血球やヘモグロビンの低下から、ネフローゼ症候群で低下する総たんぱく、アルブミンなどが測定され、腎臓病の状態が把握できます。

▼画像診断でわかること

尿検査や血液検査で腎機能に問題があるとわかった場合、次に画像診断で腎臓の様子を見て調べることになります。

まずエコー（超音波）、エックス線（レントゲン）によって腎臓の形や大きさ、位置、状態、嚢胞（液体の入った袋状の組織）や腫瘍、結石の有無を確認します。

必要に応じてCTやMRI、アイソトープといった検査で腎臓を多角的に調べます。アイソトープは、放射線（ガンマ線）を放出する少量の薬を注射、もしくは服用して目的の臓器から放出されるガンマ線を画像にして診断する検査です。

画像診断時に造影剤を使うと、作尿の過程など腎臓の働きを動的に確かめられます。

▼腎生検でわかること

さらにくわしく調べる必要があるときは、腎臓の組織を採取して調べる腎生検を行います。病状をきちんと把握するために必要な検査といえます。エコー（超音波）で観察しながら背中から針を刺して組織を採取します。事前に局所麻酔をするので、ほとんど痛みはありません。

腎臓は血管が集まった臓器のため、腎生検のような穿刺検査は慎重を期します。出血や感染などのトラブルを防ぐため、術後6～12時間は絶対安静が必要です。

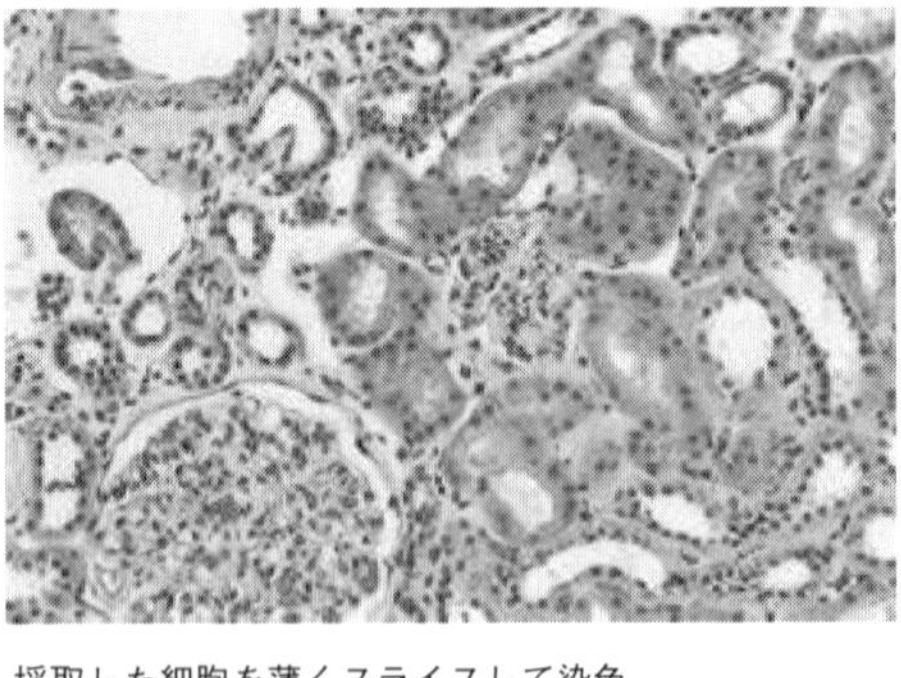

採取した細胞を薄くスライスして染色、顕微鏡で拡大観察を行う。

慢性腎臓病3大疾患とその治療

①糖尿病性腎症―なぜ糖尿病で腎症になるのか

糖尿病は、血糖値を下げるホルモンであるインスリンの分泌が少ない、または効きが悪いために高血糖状態が続く病気です。高血糖は血管をじわじわと傷つけて動脈硬化を進めます。腎臓も同様で、糸球体の血管が損傷して血液のろ過が不十分になると、血液中にたんぱくが漏れ出します。たんぱく尿は初期にはごく少量ですが、継続して出るようになると、腎症がかなり進行していることを意味します。

毛細血管で動脈硬化が進む元凶は「ＡＧＥ（終末糖化産物）」です。糖が血管のたんぱく質と結びついた物質の総称で、老化や病気の進行を促すとされ、糖尿病によって増えたＡＧＥは腎症を招く一因です。

糖尿病の病状を知る指針にヘモグロビンＡ１ｃ（ＨｂＡ１ｃ）があります。赤血球のたんぱくであるヘモグロビンが糖と結合したもので、ＡＧＥの一種です。ＨｂＡ１ｃ値が高いと合併症が起きやすいことがわかっています。

▼糖尿病性腎症も初期なら完治できる？

糖尿病性腎症は進行度合いにより第1期から5期に分かれます（左頁参照）。早期腎症の第2期までに治療を開始すれば、腎臓を正常な状態に戻せる可能性はあります。具体的な目標は、血圧130／80㎜Hg以下、HbA1cは6・9％以下、コレステロール200mℓ／dℓ以下、中性脂肪150㎎以下ないし、LDLコレステロール100㎎／dℓ以下です。早期の段階から生活習慣を改めていきましょう。

▼糖尿病性腎症にも有効な運動療法

以前は腎臓病の患者さんは絶対安静が原則でしたが、現在は進行した腎症でも運動療法により進行を抑制できるとされています。糖尿病性腎症も同様です。左頁下の表からも運動療法が死亡、人工透析のリスク軽減につながっていることが見てとれます。

糖尿病性腎症の病期分類

第1期	腎症前期	▷異常なし
第2期	早期腎症期	▷微量アルブミンが尿に出てくる
第3期A	顕性腎症前期	▷尿たんぱくが陽性 ▷腎機能は低下していない
第3期B	顕性腎症後期	▷尿たんぱくが陽性 ▷腎機能が低下
第4期	腎不全期	▷血清クレアニチンの上昇 ▷むくみや腎性貧血などの症状が現れる
第5期	透析治療期	▷腎機能が廃絶

この時期に治療を開始すると腎症の寛解が可能

透析治療が必要

慢性腎臓病患者では30分程度のウォーキングをすると死亡リスクや人工透析のリスクが減少する

週当たりのウォーキングの頻度	死亡リスクの低下率	透析・移植のリスクの低下率
1～2回	17%	19%
3～4回	28%	27%
5～6回	58%	43%
7回	59%	44%

Chen IR et al.Clin J Am Soc Nephrol,9,1183-9,2014.（改変）

▼薬物療法について

糖尿病性腎症の医学的治療、薬物療法は、血糖値と血圧コントロールが基本です。患者さんの病状によりますが、ＳＧＬＴ２阻害剤をはじめとして、血糖降下剤やインスリン製剤、降圧剤などが必要に応じて処方されます。

また、糖尿病性腎症を含む慢性腎臓病に使用される薬に「クレメジン」があります。炭を原料とした薬で、腸内で尿毒症の原因物質を吸着し、便とともに排出する作用があります。食べたものは腸管内で消化され、吸収されていきます。その中には、腸内の悪玉菌が作り出したインドールやアンモニア、尿素窒素といった有害な老廃物が含まれています。クレメジンはそれら健康に悪影響をおよぼす物質の吸収を防ぎ、尿毒症の進行をくい止めるわけです。

ただし、クレメジンの欠点として、使用量の多さがあります。1日に6g、カプセル30個。朝昼晩に分けて1回10カプセルを服用しなくてはなりません。腎臓病患者さんは複数の薬を飲んでいることが多く、さらに10カプセルが加わる負担はかなりのもの。

しかもほかの薬の成分も吸着してしまうため、時間をずらして食間に3回服用。なかなか面倒であり、必然的に飲み忘れも増えます。

飲みやすい形状の細粒もありますが、量の多さは同じ。とりわけ飲み込む力の弱い高齢者の中には、処方されても飲まない人が少なくないようです。

こうした飲みにくさに加え、便秘などの副作用があり、敬遠されてしまう原因になっています。

▼クレメジン以上の効果をもたらす物質

糖尿病に加えて腎症を合併すると、もともと難しい治療がさらに過酷になり、病状はもちろん、治療そのものが大きな負担となります。そうした患者さんにとって、助けとなっている新素材があります。それは「清炭末《せいたんまつ》」と呼ばれ、クレメジンと同様に〝炭〟を原料とした物質です。その働きも、腸内で有害物質を吸着し便として体外へ追い出すというもので、いわばクレメジンのサプリメント版です。

しかも有害物質の吸着力はクレメジンをはるかにしのぎ、中でもＡＧＥ（終末糖化産物）を吸着する力はクレメジンの７倍というデータがあります。食品由来のＡＧＥに関しては、腸内でほぼすべて（97・６％）を吸着することがわかっています。

これまでさまざまな試験を重ね、多彩な角度から検証が行われています。医療現場でも患者さんに使われるようになり、多くの方々が症状緩和、そして人工透析への移行を防ぐために役立っています。科学的な検証は第４章でくわしく解説します。

②ＩｇＡ腎症―発症後20年で４割が腎不全に！

この病気は慢性糸球体腎炎の一種で、日本人にとても多い腎臓病です。年間受療患者数は２万４千人ほどですが、男性に多く、５〜10才と20代が発症のピーク。若い世代が罹りやすいので、小学校の尿検査で血尿やたんぱく尿が見つかり診断されるケースもめずらしくありません。自覚症状はないので、検査で見つかったら治療につなげる必要があります。

風邪や扁桃腺などに罹った直後に目で見てわかる血尿が出た場合は要注意です。一方、急性糸球体腎炎は、発症後10日～2週間後に血尿が見られるので区別がつきます。以前は発症後20年で4割が腎不全になるとされていました。

▼扁桃腺の感染症が原因!?

腎臓の糸球体に免疫グロブリンのＩｇＡというたんぱくが沈着し、血尿やたんぱく尿が出て、腎機能が低下していきます。本来は体を守る免疫物質のＩｇＡは、のどや扁桃の粘膜に多く存在し、口や鼻から侵入してきた細菌やウイルスと戦っています。ところが血流で腎臓に流れ着き、敵ではない腎臓組織を攻撃して壊してしまうことが発症のきっかけになるようです。病態から免疫自己疾患の1つとも言えます。

ＩｇＡ腎症は、長い間特定されず、１９６８年にようやく明らかになった疾患です。いまだ不明要素が多いですが、何らかの感染症が発症のきっかけとされています。扁桃を摘出すると快復することから、扁桃炎が原因と考えられています。しかし扁桃炎を経ずに発症する人もおり、その場合は扁桃摘出の効果は薄いと言われています。

ほかの腎臓病同様に初期は自覚症状が乏しいため、診断には腎生検が必須。腎臓の糸球体にＩｇＡが存在するか確認しなければなりません。

▼対処法でしのぐ、尿毒症を改善する

免疫物質ＩｇＡは、腎臓の糸球体を支える基盤のような組織のメサンギウムに沈着することがわかっています（39ページの図参照）。

メサンギウムは、糸球体のろ過機能の調整役ですが、それがわかっていても根治する方法はまだありません。

ＩｇＡ腎症の治療法は、まずステロイド剤などを用いて過剰な免疫反応、とりわけ炎症を抑えこみます。場合により扁桃摘出やステロイドパルス療法（ステロイドの大量点滴）を行うこともあります。治療効果が注目されている方法ですが、腎機能低下のない初期に治療を開始するのがポイントです。

腎臓病全般に共通する血圧コントロール、食事療法は必要です。さらにＡＧＥ（終末糖化産物）を増やして血管を収縮させる喫煙は止めなくてはなりません。

▼腸内環境を整え、免疫系を正常化する

ＩｇＡ腎症は、自然治癒したり、進行しないこともあるものの、約４割は人工透析に至る可能性のある病気。また罹病期間が20年以上の長期になることもあります。その場合、医学的治療とともに清炭末の併用によって、腎機能低下を防いでいる症例があり、治療に取り入れる医師も増えています。前述したように、清炭末は腸内で老廃物やＡＧＥを吸着して便と一緒に排出する作用に優れています。

さらに腸内環境と免疫は密接な関係にあります。清炭末で腸内環境が整えば、免疫系へも良い影響を与えうると期待できるのです。

清炭末と腸内細菌の関係は、次章でくわしくお話しします。

③腎硬化症――高血圧の影響で腎臓が硬く小さくなる

腎臓の糸球体は毛細血管のかたまりで、つねに血圧の影響を受けています。高血圧は血管に強い負荷をかけ、糸球体に甚大なダメージを与えます。毛細血管は直径が9〜10㎛。1㎛は1㎜の1000分の1なので、太いところでも0・01㎜しかありません。髪の毛よりも細い血管に圧がかかると、傷つき壊れて動脈硬化が進みます。高血圧により、腎臓の糸球体の血管が〝硬く変化する〟のが腎硬化症。糸球体は加齢によって減少しますが、高血圧の人は健康な人よりもはるかに早く糸球体の機能が失われていくわけです。糸球体の血管が損傷することで、腎臓のろ過機能が低下。そのため、水分やナトリウムなどがうまく排泄されずに体内に蓄積することで、さらに血圧が上がる悪循環に陥ります。

糸球体の血管は一度壊れてしまうと再生しないので、放置すれば腎不全から透析治療を余儀なくされます。自覚症状がない段階から血圧コントロールを心がけ、糸球体の温存に努めることで、腎機能が維持できるでしょう。人工透析の導入原因として、腎硬化症は3番目に多く、全体の一割にあたります。

▼悪性の腎硬化症＝悪性高血圧症

高血圧が起因となる腎症に「悪性高血圧症」があります。この病気は「悪性腎硬化症」や「高血圧緊急症」などとも呼ばれます。

高血圧が共通原因ですが、腎硬化症が長い時間をかけてゆっくり進行するのに対し、悪性高血圧症は急激に悪化するのが特徴。血圧を上げるレニンなどのホルモンが大量分泌されて血圧が急上昇、腎機能も数日から数週間という短期間で一気に低下します。

急に血圧が上がる理由は解明されていません。しかし発症後、わずかな間に尿毒症に至るため、命に関わる緊急性の高い病気です。稀な疾患ですが20代、30代の若い世代でも起こり得ます。

腎硬化症の治療には血圧コントロールが不可欠ですが、急に血圧を下げると、腎機能が低下する場合もあり注意が必要です。

また、目の網膜も腎臓同様、細かい血管が集まる部位です。網膜は高血圧の影響を受けやすく、血管が切れると眼底出血になって視力障害の恐れもあります。〝腎硬化症と網膜の動脈硬化は同時に進む〟という認識を持ち、どちらかの病気になったら、定期検査を受けるなど、もう一方も対策をとりましょう。

腎臓病の食事療法

腎臓病における食事療法は、塩分、カリウム、リンなどの制限が多く、調理に手間がかかります。

まず制限すべきは塩分です。塩分制限は、しょう油やみそなどの塩分の多い調味料を好む日本人には難題ですが、塩分が血圧上昇の元凶である以上、制限は必須です。日本人の平均的な塩分摂取量は1日で約10gですが、腎臓病患者さんは1日5～6gが目標で、半減させる必要があります。

また、腎臓病が進行するとカリウムやリンなどの制限が厳しくなります。カリウムの多い野菜は刻んで茹でこぼしたり、果物は生ではなく缶詰のものに限定したり、塩分制限のため汁物や麺類を避けて薄味の料理ばかりになります。

一方で、エネルギーに関しては過不足ない摂取が求められます。エネルギーは生命維持に不可欠であり、内臓や筋肉を動かす原動力です。幸いエネルギー源の炭水化物や脂肪は、代謝されると水と二酸化炭素になるため、あまり腎臓の負担にはなりません。

このように、食事療法は手間がかかる上に少なからずＱＯＬ（生活の質）を犠牲にしなければならないので、継続するのは大変です。手軽に必要なものを補えるサプリメントが消費者に選ばれるのも、そこに理由があるのでしょう。

食事療法はもちろん有効な選択です。しかし、食事から栄養だけ摂取できればいいのですが、人体にとって有害な物質も一緒に入ってくるのを防ぐことはできません。重金属などの有害なものが入ってくれば、解毒する腎臓にも負担がかかります。先述した清炭末で体にとって有害な物質を腸で吸着して体外への排出を促せば、腎臓への負担は大幅に減ります。食事に気をつけながら、清炭末を取り入れる。これは非常に賢い選択の一つだといえます。

腎不全から尿毒症、透析生活へ

慢性腎不全は、慢性腎臓病（ＣＫＤ）が長年続き、腎臓の働きが時間をかけて衰えて腎機能が３分の１以下になった状態です。ここまでくると元には戻りません。最終的に腎臓の機能が著しく落ちる末期腎不全となり、血液中の老廃物を処理できなくなります。これが「尿毒症」です。

老廃物には有害なものがあり、脳では意識障害が起きたり、眠気、不眠、けいれん、麻痺などにもつながり、消化器では下痢やおう吐、目では網膜症、白内障といった多種多様な異常が現れます。また、ろ過以外の腎機能、血圧調整やホルモン分泌、電解質や水分コントロールもできなくなります。

心停止の危険もある高カリウム血症をはじめ、塩分貯留による高血圧が心不全、肺水腫や脳卒中などの深刻な合併症を招く懸念もあります。腎臓病としては最も重篤な状態で、治療しなければ昏睡状態から死に至ります。

腎臓病の先進治療として、iPS細胞による腎臓再生への期待が高まっていますが、まだ時間がかかりそうです。現状では最後の切り札は「腎移植」ですが、日本での症例は非常に少ないといえます。

そうした背景からわが国の人工透析人口は高止まりの傾向にあります。人工透析治療は総額約1・5兆円と莫大な費用がかかり、日本の医療費を圧迫しています。医療費削減のためにも早期発見・治療が重要なのです。また、これまで人工透析開始の判断は医師にゆだねられてきましたが、今や患者さんが主体的に考え、医師や医療機関を活用する時代。人工透析を行わずに生きる方法を多くの方が探っています。

第3章

腎臓を腸で守る！毒素のたまらない体へ

〝第二の脳〟と呼ばれる腸について

腸は、口⇓食道⇓胃を通って消化されてきた栄養物を、さらに消化・吸収して不用なものを排泄する器官です。

腸は小腸と大腸に大別されますし、小腸には胃で消化された粥状の食物が入ってきます。そこで小腸は膵臓や肝臓に指令を出し、膵液や胆汁を分泌します。これらの消化液と食物を混ぜ合わせると、たんぱく質はアミノ酸に、糖質はブドウ糖などの単糖類に、脂質は脂肪酸に分解され、栄養として吸収されるのです。

しかし、小腸はやみくもに消化・吸収するのではなく、その栄養素が何か、吸収しても大丈夫かを瞬時に判断しています。まるで、すべての栄養物やその他の物質のデータが備わっているかのようです。

一連の作業に脳は関係しません。つまり、小腸は自らの判断で食物や栄養成分を分析、判断しています。これが〝腸は第2の脳〟と言われる所以です。

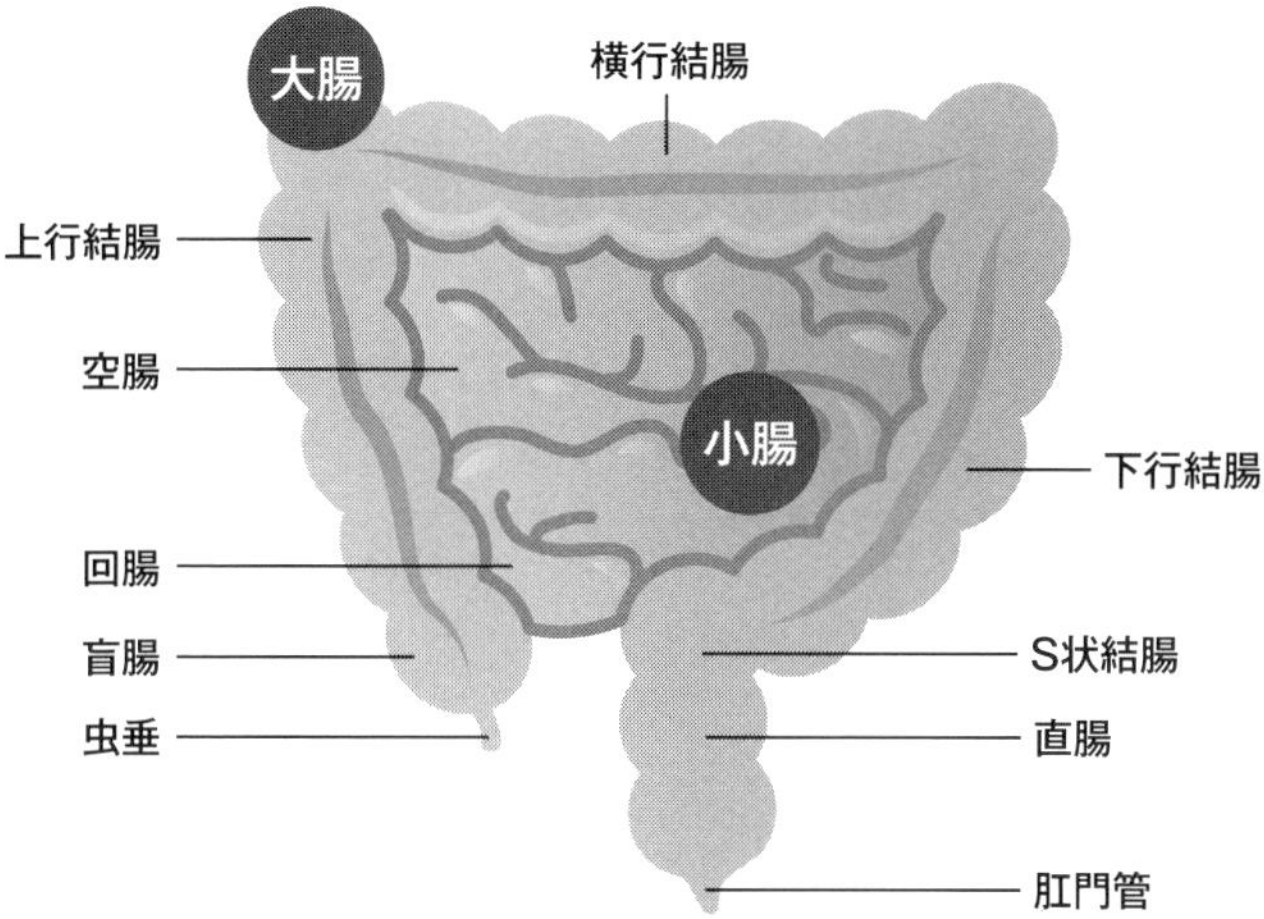

小腸はまた人体最大の免疫器官でもあります。全免疫細胞の6～7割がつねに常駐、病原体が侵入したら一斉に戦って退治し、体内への侵入を防いでいるのです。こうした働きを「腸管免疫」と呼びます。

大腸で毒素を追い出す

腸で消化吸収された栄養成分の残りは、大腸へ送られます。腸管の壁から水分、ミネラルなどの成分を吸収して血液に送り、残りを便として排泄しています。

とはいえ、大腸の仕事は単なる掃除では

ありません。腸内のゴミ掃除は、私たちが思っている以上に重要です。大腸が正常に機能しなければ、私たちは健康を害し、病気まみれになってしまうほどです。

大腸には、消化吸収、免疫などの大事な仕事を終え、処理済みのもの、処理できなかったもの、老廃物や化学物質、消化液、死んだ細胞など、消化吸収の過程で出たあらゆる残物が到着します。それらを大腸は適切に処理し、有害なものを無害化、無害化されないものは不用物と一緒に便として排泄します。この働きにより健やかな体が保たれているのです。

体に溜まった有害物質を排泄する最大の経路が排便です。一般的に体内で発生する老廃物の7割が便、2割が尿、残りが汗や皮脂、呼気、皮膚、髪の毛から排泄されると言われています。実際の比率は正確には計算できませんが、主な老廃物は大腸から排便、腎臓から排尿されています。従って大腸の働きが万全で、有害なものがあまり血液に混入しなければ、健康問題の多くが解決するといっても過言ではないでしょう。逆にこの流れが滞ると、有害なものが体内を巡り、さまざまな病気や不調につながります。たびたび登場する尿毒症は代表例といえます。

腎臓に送られる血液の中には、大腸から吸収された水分やミネラル、その他もろもろが含まれています。つまり、大腸から血液に吸収されるものが清浄であれば、腎臓の負担が軽減されることは間違いありません。

腸と腎臓が健康の土台になる

近年、腸内細菌が身体へ与える影響や、その多彩な働きがクローズアップされ、腎臓にとってもっとも重要な存在であるとわかってきました。前述の通り、腸の状態が良好であれば腎臓も健康になり、腸が毒素であふれ汚れていると、腎臓に負担がかかって病気になりやすいと考えられています。

そこで昨今、腸を健やかに整えることで腎臓を助け、腎機能を保持する方法が検討されはじめました。すなわち、腸から腎臓を健康にするというわけです。一例として、腸をターゲットとした腎臓治療の試みについて紹介しましょう。

便秘薬を腎臓病の薬へ

腸から慢性腎臓病（ＣＫＤ）を治療しようという試みの一つに「ルビプロストン」という薬があります。これは便秘症の治療薬ですが、マウスの実験で、腸内環境を整えて腎臓病の進行を抑えるとわかりました。

腸内環境や腸内細菌と腎臓の関係に着目した東北大学と慶應大学の研究チームは、腎臓病のモデルマウスにルビプロストンを投与。その結果「腸内の善玉菌の減少が抑えられ、尿毒素の一種であるインドキシル硫酸、馬尿酸の血中濃度が低下した」と発表しました。この研究は、２０１５年の米国腎臓学会誌に掲載されました。

尿毒素のインドキシル硫酸は、ＣＫＤを発症、進行させる物質としてはかなり悪性度の高いもの。その元となるのは、腸内細菌（悪玉菌）が生成する有機化合物・インドールです。さらたどっていくと、必須アミノ酸の一種であるトリプトファンを悪玉菌が分解して発生したものです。

いわばインドキシル硫酸は、腸内の悪玉菌が作り出したものであり、腸内環境を改善し、悪玉菌の働きを封じることで生成を抑制できるのです。腸内細菌のバランスを考えると、悪玉菌をゼロにすべきではありませんが、善玉菌が優勢であれば、その害が腎臓や体全体に及ばずに済むわけです。

専門医・研究者が開発した「清炭末《せいたんまつ》」

一度腎臓の組織が壊れ、糸球体が損傷してしまうと、有効な治療法は限られます。薬物療法においては、糖尿病や高血圧などの背景となる病気を改善する薬はあっても、腎臓そのものを回復させる薬はありません。

腎臓病に処方されるクレメジンという薬は、先述したように、服用量の多さや飲みにくさによる障壁があります。また、便秘や腹部膨満感といった副作用があります。この副作用は健康を著しく損なうとまでは言えませんが、便秘はクレメジンの「尿毒素を便と一緒に排泄する」という作用そのものを無効にしてしまいます。

さらに便秘を改善する、つまり副作用を防ぐために別の薬（下剤）を飲むことになれば、また薬が増えてしまうのです……。

こうした問題点に応えて登場したのが清炭末です。

この物質は、医科大学の腎臓の研究者が開発に携わり、素材はクレメジンと同様の炭ですが、同じ炭でも素材が少し違うようです。

清炭末の素材は高品質な材料、直接食べられる素材であり、食品や医薬品の添加物などにもなる「植物セルロース」が選ばれました。材料の段階で安全性が保障されています。

次章でくわしく解説しますが、清炭末は尿毒素を吸着することが確認されており、腎臓病に苦しむ患者さんの症状を緩和、人工透析への移行を遅らせる可能性があることがわかってきました。

大腸に棲む100兆個もの腸内細菌

消化吸収の最終地点・大腸には「腸内細菌」という強力な助っ人がいます。諸説ありますが、その数はおよそ100兆個！　人体の細胞37兆個よりもはるかに多いわけです。腸内に棲む細菌たちは、私たちの体が生み出したものではなく、すべて外から入ってきた侵入者とその仲間。しかし病気や老化を防ぎ、健康に貢献してくれるものがたくさんいます。例えば、がんや感染症、肥満を防ぐ、若さの維持に役立つ細菌、いわゆる善玉菌で

「腸内フローラ」とは？

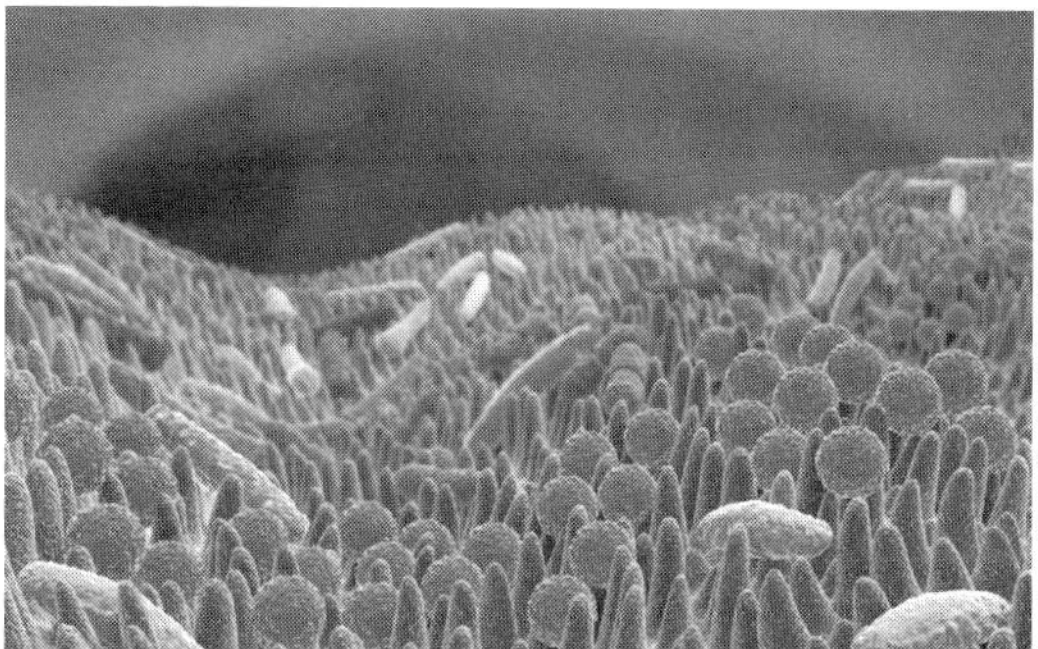

腸内に生息する細菌の集団。菌種がかたまりとなって腸の壁にびっしりと張り付いているが品種ごとに並んで咲く花畑のように見えることから名付けられた。このバランスが消化や吸収、排便などの腸の機能を左右する。

す。

善玉菌と逆の働きをする細菌もいます。がんを招くもの、肥満を助長するもの、感染症を拡大するもの、老化を促すものが悪玉菌。状況次第で善玉にも悪玉にもなるのが日和見菌です。それらは色や形状が微妙に違い、同じ種類の菌同士で棲み分けているため、腸内細菌の群れを花畑にたとえ「腸内フローラ」と名付けられました。内視鏡で見ると、細菌群が叢《くさむら》のようであることから腸内細菌叢とも呼ばれます。

悪玉菌が生み出す有害なもの

腸内細菌の中で、悪玉菌と呼ばれる細菌群が存在します。善玉菌が栄養成分を〝発酵〟させて有益な物質を作るのに対し、悪玉菌が行うのは〝腐敗〟です。代表格は大腸菌、ウエルシュ菌、ブドウ球菌で、たんぱく質を腐敗させてインドール、スカトロール、アンモニアなどの有毒物質を産生します。これらの物質に共通するのは、悪臭、いわゆる便臭を放つこと。クサいだけならさして問題ありませんが、クサい臭いは有毒性を意味しているので、笑っては済ませられません。

特筆すべきはインドール。元は食物のたんぱく質で、腸管内で分解されて必須アミノ酸のトリプトファンになります。かくしてトリプトファンは、大腸菌などの腸内細菌によって有毒物質のインドールに変わり、血液に吸収されて肝臓へ運搬。ここではインドールを代謝してインドキシル硫酸に変化させ、再び血中へ戻します。インドキシル硫酸が最後に到達するのが腎臓なのです。

有毒なインドキシル硫酸も、腎臓が健康ならばろ過して尿と一緒に排泄してしまいますが、腎機能が低下しているとそのまま腎臓に溜まって、病気や老化の元凶・活性酸素をまき散らして炎症を起こします。これにより腎臓の細胞は傷つき、さらなる腎機能が低下を招くのです（※1）。

このような化学反応が明らかになり、インドキシル硫酸とその始まりであるインドールの有毒性が問題視されるようになりました。

インドール⇒インドキシル硫酸が招く大問題

大腸の悪玉菌が作り出すインドール、それが変化したインドキシル硫酸が起こす大きな問題は、心臓や脳の血管病です。腎臓のろ過能力が落ち、インドキシル硫酸が血液と一緒に体内を循環することで、毛細血管のみならず大きな血管でも動脈硬化が進行します。腎臓病は腎不全だけでなく、突然死を招く心筋梗塞や脳梗塞まで呼び込んでしまうのです。

心筋梗塞などの心臓の冠動脈疾患を発症する患者さんの血液中には、インドキシル硫酸の濃度が高いという報告もあります。腎機能低下によるインドキシル硫酸の増加は、命に直結する血管の動脈硬化を促し、心筋梗塞などの心血管病を招きます。

動脈硬化は、血管壁にコレステロールなどが付着してプラーク（こぶ状のかたまり）ができ、内腔が狭まっていく経過をたどります。狭い血管に流れ込む血流の勢いで血圧が上昇、その圧力で血管が傷み、劣化し硬くなります。そして冠動脈などの心血管では、血管内に血液中のカルシウムが付着して石のように固くなる「石灰化」が起こり

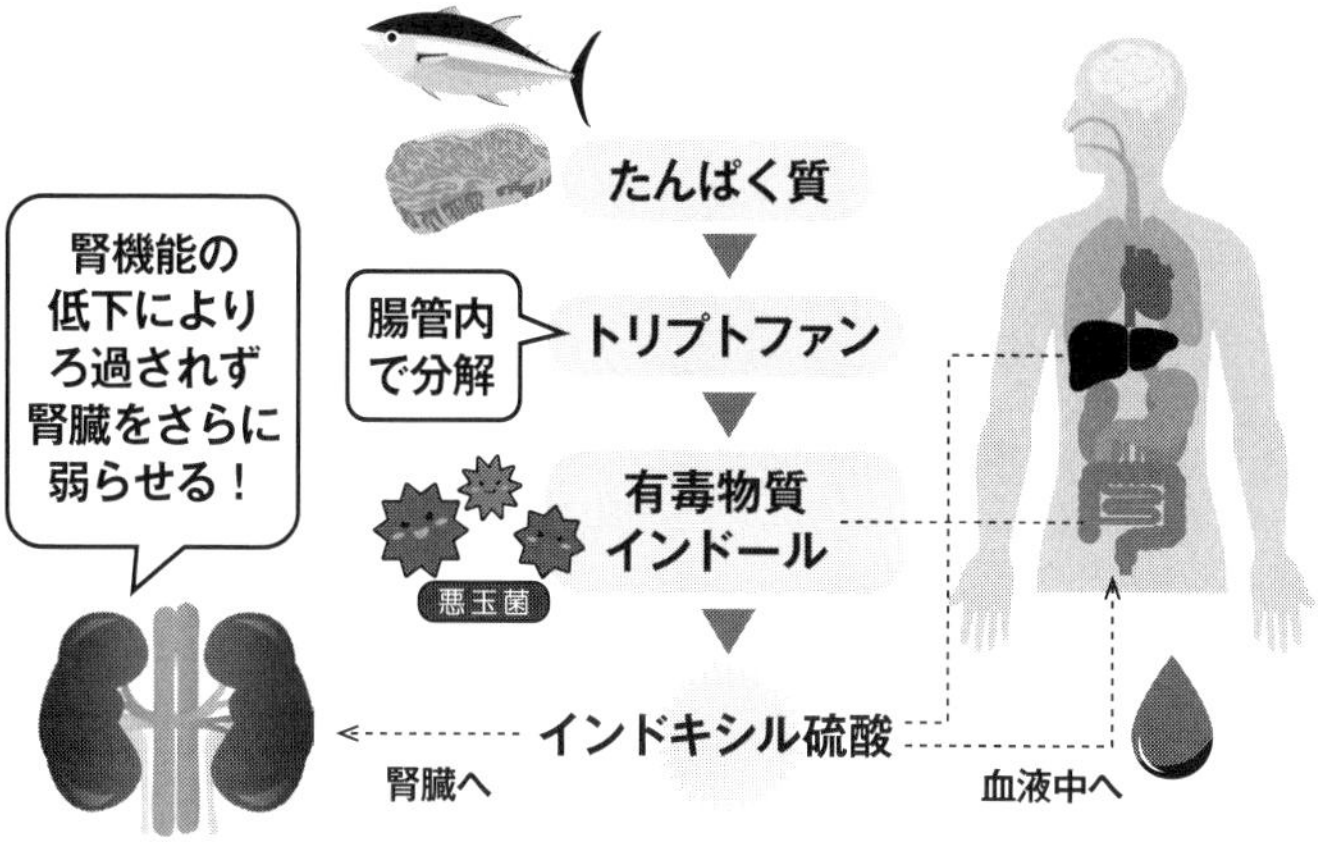

ます。これが動脈硬化の終着点であり、ここまでくると血管は元には戻りません。

これらを踏まえた調査で、インドキシル硫酸の血管濃度が高い慢性腎臓病（ＣＤＫ）の患者さんほど生命予後が悪い、つまり寿命が短いとの結果が出ています（※２）。

先に触れたようにインドキシル硫酸は、大腸で悪玉菌が作り出しているインドールが変化したものです。もしインドールが肝臓でインドキシル硫酸になる前、さらに大腸でインドールの状態で便として排泄できれば、心血管疾患のリスクを減らせるわけです。

なお、インドキシル硫酸はクロトー遺伝子の発現を抑えるとの報告もあり、この方面からも老化や動脈硬化を促すと懸念されています。

※1 Niwa T Ise M:Indoxy sulfare, a circularting uremic toxin,Stimulares the progression of glomerular sclerosis.J Lab Clin Med,12:96-104,1994

※2 Barreto FC,Barreto DV,Liabeuf S,Meert N,Glorieux G,Temmar M,Choukroun G,Vanholder R.Massy Z.A:European Uremic Toxin Work Group(EUTox).Serum indoxy sulfate is associared with vancular disease and mortality in chronic kidney disease patients.Clin J Am Soc Nephrol,4:1551-8,2009

体に役立つ物質は吸着しない

清炭末は、大元のインドールを吸着することで、インドキシル硫酸の産生を回避します。この働きにより腎臓の負担を軽くできるわけです。

清炭末の毒素吸着力を検証

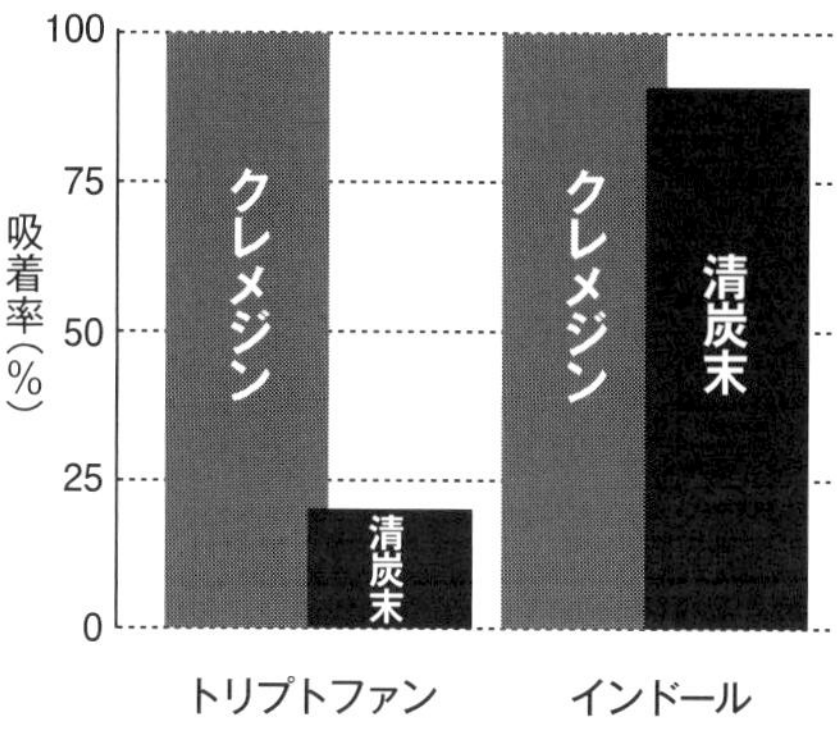

（メーカー調査データより）

また面白いことに、清炭末は有毒なインドールは吸着しても、その前駆物質であるトリプトファンにはあまり作用しません。これは特筆すべきことです。

トリプトファンは今注目の物質で、9つある必須アミノ酸の1つ。私たちの体を構成するたんぱく質の合成に不可欠です。さらに〝幸せホルモン〟として知られるセロトニンや〝若返りホルモン〟と称されるメラトニンの材料となることもあり、現代人にとって重要な物質です。しかもトリプトファンは体内で作り出せないため、食物から摂取しなくてはなりません。

残念なことに医薬品のクレメジンは、イ

ンドールだけでなくトリプトファンも一様に吸着してしまいます。これもクレメジンのデメリットと言えるでしょう。

清炭末の粒子は非常にキメ細かいので、吸着できる物質も微粒子レベルに細かいものです。有害な物質は総じて分子量が小さく、アルカリ性（腸内の悪玉菌が好む性質）であるという特徴があります。インドールも例外ではありません。

清炭末の表面にあるセンサー（官能基）は、アルカリ性の物質と結びつく性質があるため、インドールは吸着しますが、中性であり比較的分子量が大きいトリプトファンは吸着しないと考えられています。

言うなれば清炭末は、物質としての特性そのものが〝有害な物質を吸着する〟ことにつながっているわけです。

食品添加物への不安まで払拭する

清炭末には、食品加工に用いられる合成保存料、合成着色料などを吸着し、便と一緒に排出する作用も期待できます。例えばソルビン酸、安息香酸、亜硝酸ナトリウム、アスパルテームといった、現代人なら誰もが耳にしたことがある添加物です。

ソルビン酸は細菌の繁殖を抑えて食品の腐敗を防ぐ保存料で、ちくわやかまぼこ、ハム、ソーセージ、漬け物、ジャム、菓子類など多くの加工食品に添加されています。安息香酸も防腐を防ぐ保存料で、清涼飲料水や栄養ドリンクに使われます。亜硝酸ナトリウムはハム、ソーセージなどの防腐剤であると同時に発色剤でもあります。アスパルテームは人工甘味料の一種で、カロリーが砂糖の２０００分の１（同量なら甘さは砂糖の２００倍）という特性から、糖質制限中の甘味料として普及しました。カロリーフリーの清涼飲料水やお菓子類に頻繁に使われています。

これらは厚生労働省の認可を得ており、直接人体に被害をもたらすものではないとされています。また添加物がなければ、食品の腐敗を防いで安全を確保することは難しいと言えるでしょう。

しかしながらその種類はあまりに多く、香料などを加えると認可されているだけで1000種類を超えています。加工食品やコンビニ食をよく食べる人は、知らぬ間に体内に化学合成添加物を取り込み、溜め込んでいるかもしれません。

また別の角度から見れば、大きな疑問に直面します。細菌の繁殖を防ぐ保存料は、腸内細菌に影響しないと言えるでしょうか。大腸菌やウエルシュ菌などの悪玉菌は別として、乳酸菌や乳酸桿菌（ラクトバチルス）といった善玉菌の活動を抑制する懸念はないのでしょうか。明らかな答えは出ていません。

現代において添加物ゼロの食事を続けるのは至難の業。ならばその有害なものを腸で吸収してしまい、血液に入らないようにすれば、体へ広がることもなく腎臓の負担も減るはずです。

清炭末は、不安解決に大いに役立つことは間違いないでしょう。

ここまで見てきたように清炭末は、腸内で動脈硬化や慢性腎臓病（ＣＫＤ）の一因となる有害な物質を吸着し、排出する働きに優れています。その中でも清炭末が最大の吸着力を発揮するのがＡＧＥ（終末糖化産物）です。

次章では、清炭末がどのようにＡＧＥを体から追い出すのかをお話します。

第4章

腸内で毒素を吸着・排出する新素材・清炭末《せいたんまつ》＋リブマイクローブ

〝おいしさ成分〟が血管を硬くする元凶⁉

血管が硬くもろくなる動脈硬化の原因として、近年注目されているのが「ＡＧＥ」です。ＡＧＥは、終末糖化産物（Advanced Glycation End Products）の略で、端的に言うと糖とたんぱく質が結びついた物質です。

糖とたんぱく質が結びつく現象をメイラード反応といいますが、もともとは食品を加熱すると、味や色、香りが変化することから食品化学の分野で研究されていた現象でした。具体的には「肉や卵、パンなどを焼くと、焼き色がついて香ばしい味と香りが生成される」という現象から〝おいしさ〟を作る化学反応と捉えていたわけです。

この糖化現象が、健康に好ましくない変化、ときとして有害な変化であるとして注目され始めたのは比較的最近のことです。

ＡＧＥは終末糖化産物の総称であり、糖やたんぱく質の種類によって多様な化合物に変化します。毒性が強いＡＧＥもあれば、ほとんど害のないＡＧＥもあると考えられています。

有毒なＡＧＥは周辺組織に炎症を引き起こし、細胞を破壊します。さらに非常に代謝が遅く、いつまでも体内に留まる厄介者です。周囲の組織に悪影響を及ぼし続けるため、ＡＧＥは一種の老化物質と認識されています。

糖化現象は、①体内で発生する、②食品由来の2つのルートがあります。

①は食事での糖質摂取から始まります。ご飯やパン、麺類などの炭水化物、芋類、甘い菓子などの糖質は、消化吸収されると血糖（ブドウ糖）として血中に出てきます。ブドウ糖は有用なエネルギー源ですが、一部が体内のたんぱく質と結びつき、糖化たんぱく質、すなわちＡＧＥとなるわけです。

例えば糖尿病の検査で用いられるヘモグロビンＡ1c（ＨbＡ1c）は、血液成分のたんぱく質・ヘモグロビンが血中の糖と結びついたＡＧＥの前駆（前段階）物質です。

さらに、②の食事に含まれるＡＧＥも体に悪影響を及ぼすことがわかってきました。

食物由来のＡＧＥは、調理、加工、保存の過程で糖化反応が進行し形成されていきます。たんぱく質を硬く劣化させてしまい、分解・代謝しにくくしてしまうのです。

これまでの研究で、糖化たんぱく質ＡＧＥの健康に関する影響として、動脈硬化、糖尿病およびその合併症、アルツハイマー型認知症、白内障、そして本書のテーマである腎臓病の発症や症状悪化が指摘されています。

ちなみに、ＡＧＥが血管で蓄積すれば動脈硬化を促しますが、肌ならばハリを失ってシワやたるみを招きます。また代謝が遅く、長く皮膚組織に居座るため、ターンオーバー（細胞の生まれ変わり）を妨げてメラニン色素の沈着を促進、シミの原因になります。ＡＧＥは老化物質であり、目に見える老化現象につながるのです。

ＡＧＥはそのままでは腎臓でろ過されません。いったんペプチドなどの小さい分子に分解、その後にろ過されるのですが、すべて分解できず、一部は糸球体や尿細管領域に蓄積すると考えられています。本来腎臓はＡＧＥを排出する臓器。しかし残念ながら処理能力には限界があり、残留分は腎臓に蓄積、腎臓病の呼び水となってしまうのです。

加熱調理がＡＧＥを増やす！

ＡＧＥ発生のカギとなるのは〝加熱〟です。とりわけ高温で長時間加熱するという調理が、化学反応としてもっともＡＧＥを増やします。

ＡＧＥを念頭に置くと、高温の油で揚げる調理法は避けるべきでしょう。とくにこんがりキツネ色に揚げるから揚げ、フライドポテト、ドーナツなどは要注意です。

揚げる以外では、焼く⇩煮る⇩ゆでるの順でＡＧＥの発生が少なくなります。同じ鶏肉でも唐揚げより蒸し鶏、焼き餃子より水餃子、フライドポテトよりポテトサラダ、焼き魚よりお刺身の方がＡＧＥ発生を抑えられます。

加熱調理による AGEs量の変化

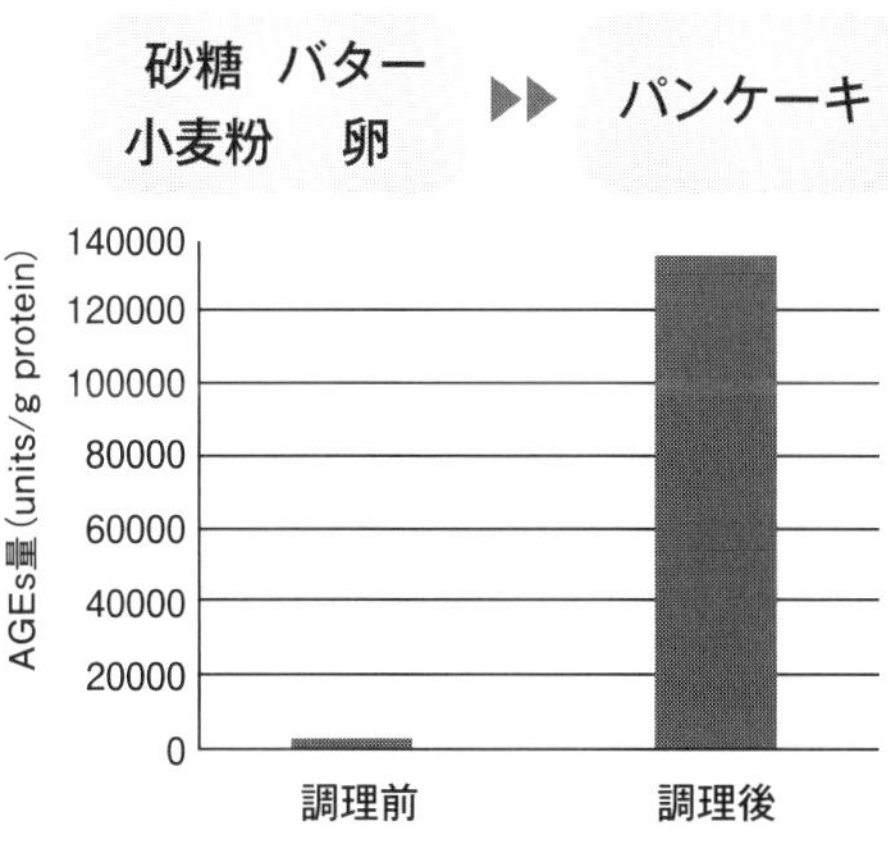

（メーカー調査データより）

食べてしまったＡＧＥ、どうする⁉

動脈硬化を促し、腎臓病の原因の１つでもあるＡＧＥ。なるべく食べないようにすれば、多くの健康問題を回避できるでしょう。ただしあまり神経質になると食事がストレスとなって、別の病気を招いてしまうかもしれません。たとえＡＧＥを摂取しなくても、ストレスで体が緊張状態になると、血管は収縮し、免疫力は落ち、自律神経のバランスが崩れてかえって健康を害することもあるでしょう。また、ストレスはＡＧＥの形成を促します。

ＡＧＥの摂取を減らすという課題は重要ですが、食べてしまったＡＧＥを除去できれば、その被害を抑えることができるはずです。

本書で紹介している清炭末《せいたんまつ》も、数多のＡＧＥ研究から誕生しました。その働きは、腸でＡＧＥを吸着して排便によって体外へ追い出すというもの。このユニークな作用でＡＧＥの吸収を防ぐことができます。

食品由来ＡＧＥのほとんどを腸内で吸着・除去

清炭末はＡＧＥを吸着する働きが認められています。ＡＧＥ吸着力を比較した下のグラフを見てください。クレメジンと清炭末の吸着活性を見る試験では、クレメジン13・８％に対し、清炭末は97・６％と約7倍という結果になりました。

ＡＧＥは種類別に特性も異なりますが、試験で用いたＡＧＥのほぼすべてを吸着していることがわかります。

AEG 吸着率の比較

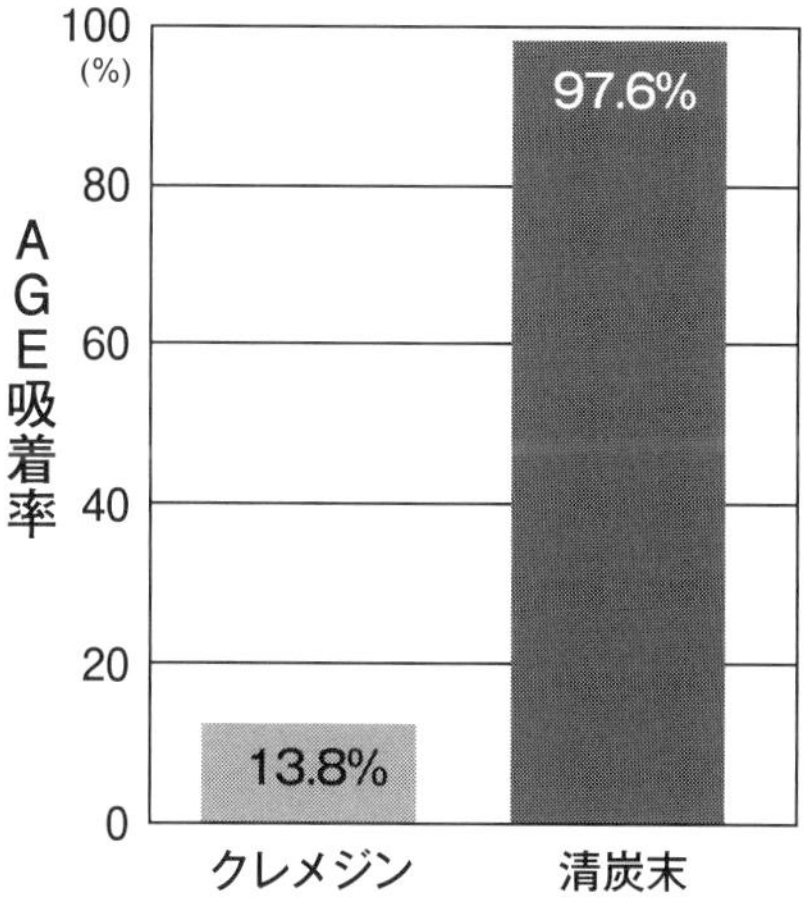

（メーカー調査データより）

腸内環境を整えて慢性腎臓病の進行を防ぐ

第3章でも述べましたが、清炭末は、腎臓の動脈硬化を促すインドキシル硫酸の元であるインドールを吸着します。また、腸内細菌へ悪影響を及ぼす化学合成添加物も吸着し、便と一緒に排出してしまいます。

なかでも腎臓の毛細血管に大ダメージを与える食品由来のＡＧＥを取り除く働きは類稀なるもので、実に画期的な物質です。

さらに清炭末は、腸に押し寄せる有害物質だけでなく、悪玉菌が生み出す尿毒素にも対応します。一般的には善玉菌を多く含むヨーグルトなどの食品や善玉菌のエサになる食物繊維などを摂取することで良い菌を補充して整腸を目指しますが、清炭末は別のアプローチで腸内環境を整える術を持っているといえるでしょう。

腸は弱酸性を好む

善玉菌の代表格と言えば乳酸菌。ビフィズス菌や乳酸桿菌などもその仲間です。このもっとも身近で働き者の菌については、119ページからの「リブマイクローブ」のところでくわしく説明します。ここでは善玉菌の働きについておさらいしましょう。

腸内環境を整えることは、善玉菌の大切な仕事の1つです。そのために前出の乳酸菌はせっせと乳酸や酢酸を作り、腸内を弱酸性にしようと努めています。善玉菌は弱酸性の環境を好むため、言うなれば、自ら快適な環境を作っているわけです。そして善玉菌が多いほど腸内は弱酸性に傾き、さらに善玉菌が増えるという好循環を生み出すのです。さらに弱酸性の腸内環境は、食中毒や感染症を引き起こす細菌の繁殖抑制にも大いに貢献します。

逆に悪玉菌はアルカリ性の環境を求めます。アルカリイオン水や豆乳などのアルカリ性飲料のイメージもあり、酸性よりもアルカリ性の方が健康に良いと思われるかもしれません。確かに私たちの体は臓器によって、または必要に応じて酸性、アルカリ性を賢く使い分けています。大腸は弱酸性である方が善玉菌が増え、殺菌力が高まってよい働きをします。

血液は基本的に弱アルカリ性であり、容易には酸性に傾くことはありません。皮膚は洗顔料のコマーシャルでおなじみのように弱酸性です。

ざっくり言えば、体の外側へ行くほど病原体と接触しやすいことから酸性（＝皮膚）になり、内側であるほどアルカリ性（＝血液）になると言えます。消化器は〝内なる外〟と言われ、常に外部から侵入する食べ物などの異物と接触するため、大腸は弱酸性が好ましいわけです。

体に不要なものを〝選択的〟に吸着する

驚くような吸着力を発揮する清炭末ですが、体にとって必要な物質までも除去してしまう心配はないのでしょうか。

その点も、清炭末の〝選択的に〟吸着する性質によって解決済みです。清炭末はアルカリ性のものに狙いを定めて吸着し、中性、および酸性のものには反応しません。したがってトリプトファンを含め、カリウム、リン、鉄などのミネラルは中性なので吸着されないことが確かめられています。

ここで清炭末の吸着特性について調べた研究結果を紹介します。試験管内の試験ですのでヒトの腸内とは少々異なりますが、何を吸着し、何を吸着しないのか、その違いがわかるでしょう。

▼清炭末が吸着することを確認した物質

・ＡＧＥ（尿毒素・終末糖化産物）
・尿素（尿毒素）
・クレアチニン（尿毒素）

・インドール（尿毒素）
・インドキシル硫酸（尿毒素）
・アンモニア（尿毒素）
・ソルビン酸（食品保存料）
・安息香酸（食品保存料）
・亜硝酸ナトリウム（食品保存料・色素）
・ノネナール（加齢臭物質／40歳以上）
・ペラルゴン酸（加齢臭物質／30代）

▼清炭末が吸着しないことを確認した物質

・アルブミン（血清アルブミン）
⇓体の約60％を占めるたんぱく質。栄養状態や筋肉量を評価する指針となる。
・ナトリウム（Na）

⇓人体に約100g含まれる。不足すると体を正常に機能させることができなくなる。
・カリウム(K)
⇓細胞内に多く含まれる。ナトリウムを排泄する役割を持ち、生命維持に不可欠。
・リン(P)
⇓成人の体重の約1%を占める。骨や歯を形成やエネルギー産生に必須の栄養素。
・塩素(Cl)
⇓殺菌力が強く胃液などに含有。体内の水分や電解質のバランスを調整役でもある。

ちなみにミネラルは、生体を構成する主要4元素の酸素・炭素・水素・窒素以外の元素の総称です。体にとって重要な五大栄養素の1つで少量でも人体に与える影響は多大。とくに生命活動維持に必要な16種類は「必須ミネラル」と呼ばれています。

清《せい》炭《たん》末《まつ》を飲むと、うんちのｐＨが酸性になる⁉

清炭末は腸内で老廃物を吸着して排出しますが、飲用後の腸内はどのように変化しているのでしょうか。

腸内環境の変化は、清炭末を摂っている人の便を調べることでわかります。便のｐＨ（ペーハー）、つまり酸性度を調べたデータを検証してみましょう。

酸性・アルカリ性を測るｐＨは、７が中性、それより小さくなるほど酸性に傾き、大きくなるとアルカリ性が強くなります。先に述べましたが、腸内で善玉菌が増えると、酸性になり、アルカリ性の環境を好む悪玉菌が増殖できなくなります。

清炭末の服用による腸内環境の変化を調べた検証では、１日６００㎎の服用を続けた後、便のｐＨを測定しています。グラフを見ると清炭末を服用した２名はｐＨが下がり、酸性に傾いているのがわかるでしょう。ここから清炭末の服用によって腸内環境が良い方向へ変わったと言えるのです。

さらに便中の善玉菌を調べることで腸内の様子を推し量ることができます。被験者両名ともに善玉菌であるビフィズス菌が増加。とくに28才男性は、ビフィズス菌が飛躍的に増加しています。便の色は黒っぽくなりますが、それこそが炭による吸着力の証です。

清炭末による便のpHの変化
（酸性に傾いた）

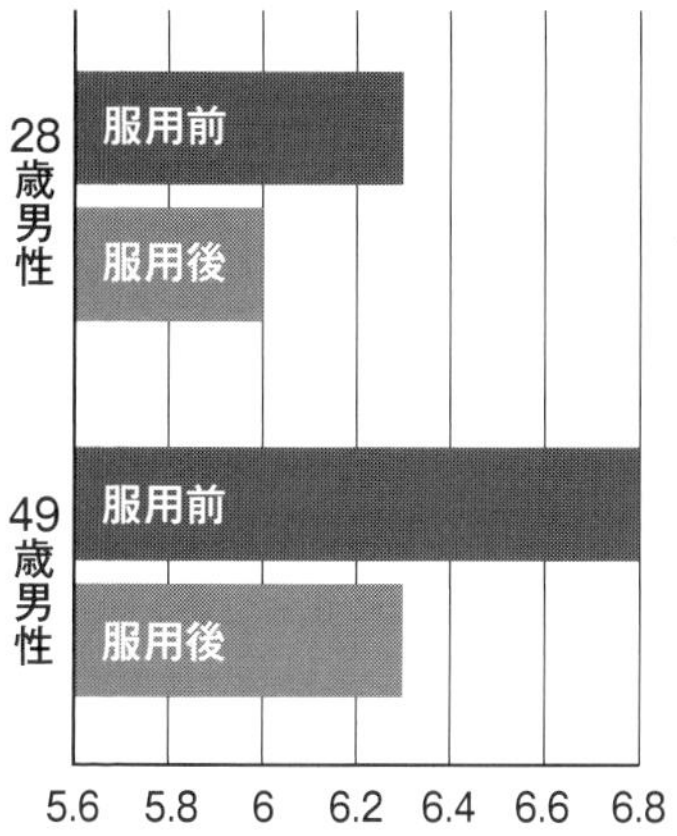

出典：清炭末の腸内正常化作用（メーカー資料）

清炭末によるビフィズス菌数
（糞便1gあたり）の変化

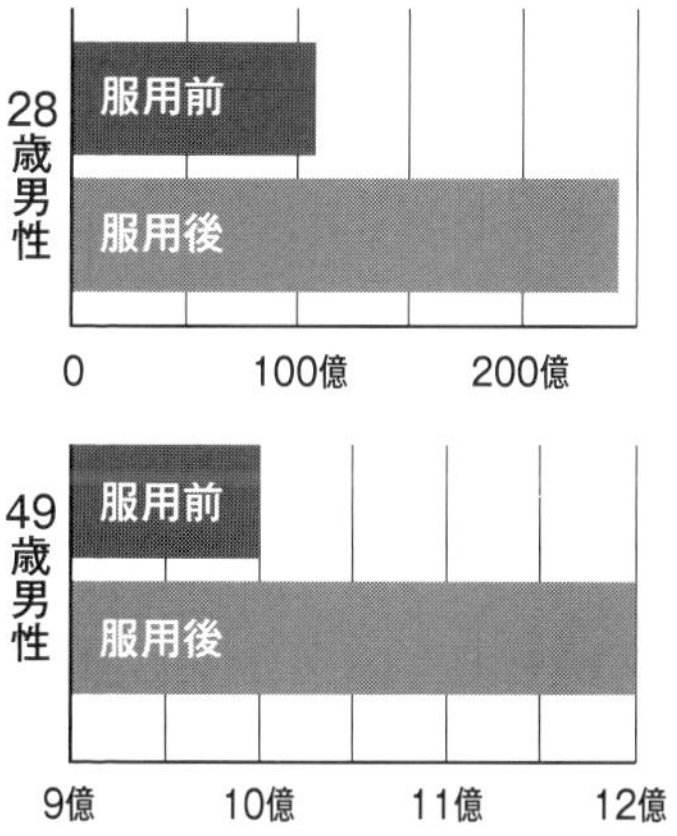

出典：清炭末の腸内正常化作用（メーカー資料）

清炭末とはどんな物質か

昔から炭は人間にとって近しい関係であり、炭の持つ特性は日常生活に生かされてきました。燃やして暖を取るだけでなく、濁った水を浄化したり、脱臭剤や殺菌剤としての用途もあります。炭の表面に無数の細かい穴がさまざまな物質を吸着することから、幅広く用いられています。

昨今では、目的に応じて科学的、物理的に加工された「活性炭」が使用されています。材料も竹やヤシ殻、サトウキビなどの植物、石油、石炭といった鉱物、めずらしいところでは軟骨や血液などの動物性の炭もあります。

長年医療の現場で用いられている炭剤もあり、誤飲により体内に入った有毒物質を吸着・除去する解毒剤として使われています。

本書で動脈硬化や慢性腎臓病（ＣＫＤ）の予防・改善に役立つとして紹介している清炭末も、炭からできた吸着剤の一種。その研究開発は、実際にクレメジンを処方していた医科大学の腎臓病の医師や研究者が中心となって行われました。クレメジンの効果や弱点を知り尽くす専門家チームは、同じ経口吸着材として清炭末に注目し研究を重ね、クレメジンとは異なる吸着力があることを見出しました。

〝食べられる炭〟は本当に安心・安全か

数年来の〝炭ブーム〟で、竹炭や備長炭などを消臭剤として活性する人が増えています。製薬メーカーからも加齢臭を除去する石鹸や洗剤、毛穴の汚れを取り除くシャンプーなどが発売されるなど、炭の活躍の場はさらに広がっています。

また〝食べる炭〟も人気です。炭の粉末が入ったケーキやキャンディーなどのスイーツやおせんべい、麺類といった食品、ダイエット効果をうたったサプリもあります。しかしイカスミはもともと食べ物なので除外するとしても、竹炭や備長炭を粉砕しただけのものは、食用として不安視する向きもあります。医療用に製造されたもの以外の炭を食べても大丈夫なのでしょうか。

一口に炭と言っても、材料や加工法は千差万別です。見た目は真っ黒なので、「その炭が何からできているか？」を知っている人はあまりいないでしょう。

竹炭や備長炭は天然の植物を加工しているのだから、食べても大丈夫と思っているかもしれません。例えるなら青汁のような体に良いイメージでしょうか。

しかし、その竹がどこに生えていたのか、成分は明らかなのか、農薬や有害重金属などに汚染されていないか、どのような加工が施されているのかなどが正しく検証され、表示されているでしょうか。

木材や植物を材料にした木炭や竹炭には、カリウム、リン、カルシウム、マンガン、亜鉛などの微量金属（ミネラル）が含まれています。これらは汚染などではなく、植物本来の成分です。微量金属の含有量は生産地や土壌によって差異がありますが、一概に「ミネラル成分だから体に良い」とは断言できません。多すぎれば害になり得るし、飲用する人の健康状態によって控えるべき場合もあります。中でもカリウムやリンを制限されている腎臓病の患者さんは、これらの炭は安全とは言えないでしょう。

そもそも日本には、炭は食品添加物とみなされ、〝食用の炭〟という分野はありません。誰が炭製品の安全性を確認しているのか、不安が募ります。

安全性の高い〝食べる炭〟

清炭末は炭ブームとは一線を画し、安全性にも十分な配慮をしています。まず素材に関しては、医薬品や食品に使われる「高純度結晶セルロース」を用いています。元々は植物性の繊維であり樹木です。白いパウダー状で無味無臭、薬用成分を固着し安定させる特性を持ち、錠剤を固める素材として知られています。用途からしても極めて安全性が高いことがわかるでしょう。

先に説明したように、天然自然素材の炭は成分が一定ではなく、汚染の可能性も払拭できません。加えて、もともと食用として作られていないため、食べる炭の素材として適当とは言えません。

その点、清炭末においては微量金属の含有量は検証により確認済み。それらは極め

微量金属の含有量の比較

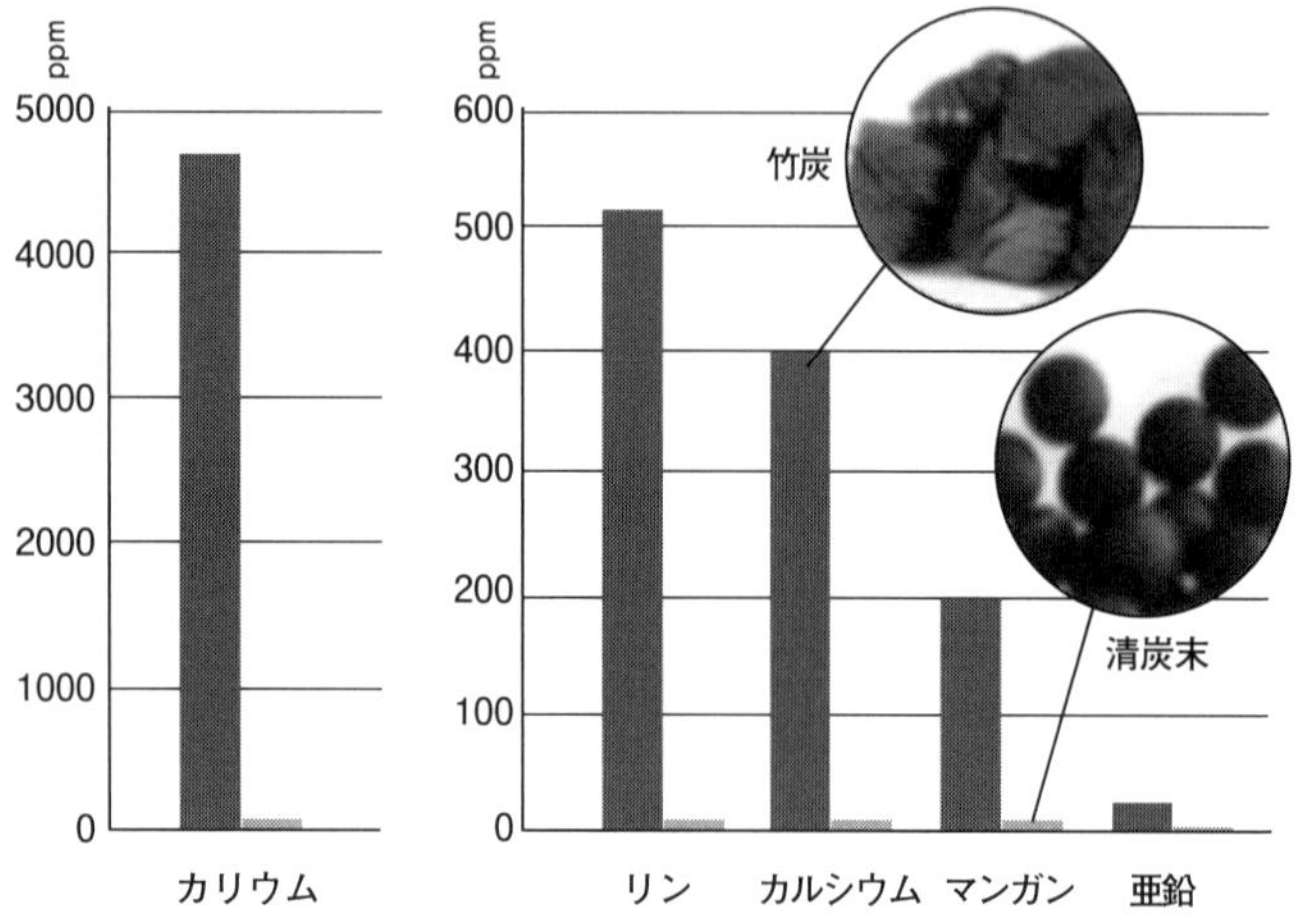

（メーカー調査資料より）

て低く、飲用しても体に影響が出ることは考えにくい量です。一般に「ミネラルは多く含む方が良い」と思われがちですが、清炭末はミネラル補給剤ではありません。有害物質を吸着するという目的からすると、余分なものをほとんど含まない純度の高い素材は理想的といえます。

世界最高水準の安全性を目指して

吸着力が高い活性炭は、従来は薬

品処理、あるいはガス処理による８００℃以上の高温焼成といった技術が使われてきました。しかしこの方法では処理に用いた薬剤や有害物質が残留する懸念があります。清炭末は、薬品やガスを使いません。衛生的な専用電気炉で１０００℃以上に加熱する特殊製法で炭化しており、有害な残留物は発生しません。

またでき上がった清炭末の形状は、従来の活性炭とはかなり違います。写真を見るとわかりますが、表面の構造が大きく異なるのです。拡大してよく見ると、竹炭も備長炭も鋭利な欠片が多く、大きさもバラバラ。飲み込んだ場合、粘膜などを傷つける可能性がゼロとはいえません。一方、清炭末は表面がつるんとしているのが見てとれます。尖った部分もなく、安心して飲用することができます。

成分の安全性については、日本食品安全センターなどの試験で確認されており、大腸菌などの病原菌はもちろん、ヒ素やカドミウム、鉛、水銀などの有害な重金属、セシウム、ヨウ素などの放射性物質、発がん物質も検出されていません。この結果から「安全性に万全を期す」という開発者たちの強固な意志が感じられます。

炭の種類によって表面構造が違う

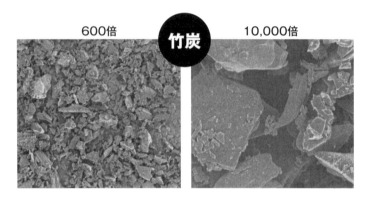

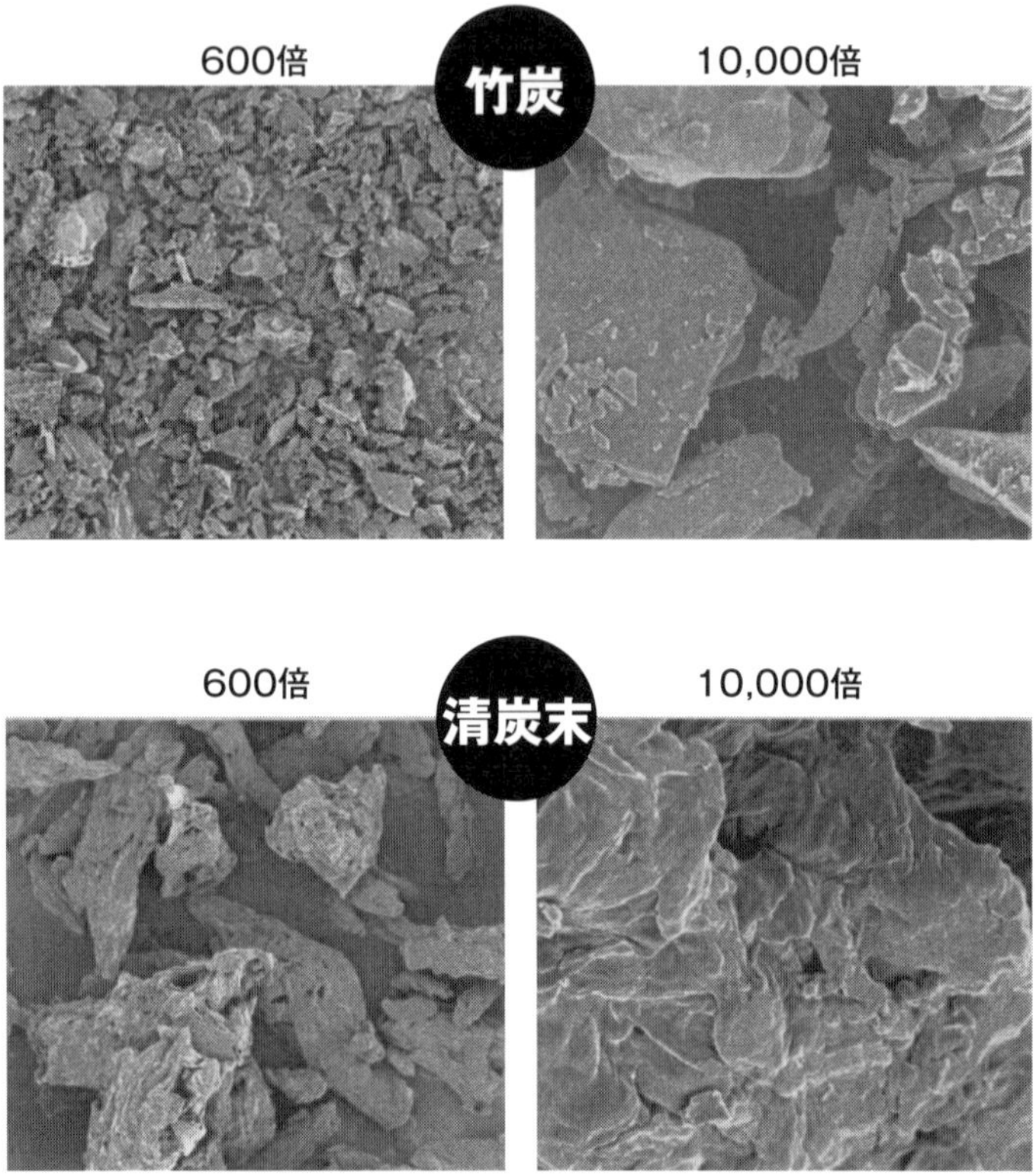

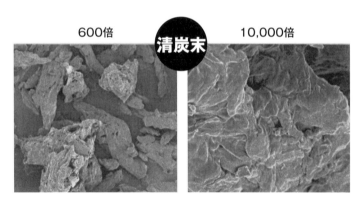

竹炭には、粉砕工程で生じる鋭利な角が多数観察できます。この鋭利な角で粘膜などを傷つけると言われています。また、竹炭粉末の粒子サイズは大小様々で、小さい粒では数ナノメートルしかなく、体内に取り込まれて毒性を示す可能性があります。

清炭末は原材料の結晶セルロースが粉末であるため、粉砕の工程がなく、形状は平滑で鋭利な角はありません。しかも、平均粒子径が約50ミクロンと大きいため、体内に取り込まれる心配はありません。（メーカー資料より）

必須栄養素は吸着されないのか

尿毒素および食品添加物とミネラルを例に上げ、清炭末は体に不要なものを選択的に吸着すると述べましたが、健康にとって必要な栄養素についても検証しています。結果も含め、その内容を見ていきましょう。

ラットに「通常の餌のみを与えた場合」と「通常の餌に清炭末（ヒトの推定量の5倍および50倍量）を加えた場合」で体重や行動、毛並みなどを比較しています。試験期間は28日間です。体に必要な栄養素が吸着されてしまうと、それらの不足によって様々な症状が現れると推測されます。ここではまず「必要な栄養素」を定義し、それらの欠乏が招く健康問題を次のように設定しました。

●健康問題⇓必要とされる栄養素

貧　血……………ビタミンB6、ビタミンB12、葉酸、コバルト、銅、鉄、リジン、

ビタミンC、ビタミンE、ビタミンK
成長・体重……ビタミンB3、ビタミンB5、ビタミンH、セレン、モリブデン、亜鉛、ロイシン、バリン、スレオニン、ヨウ素、フェニルアラニン
肝機能…………メチオニン、コリン
脂質代謝………コリン
血糖値…………マンガン
行　動…………クロム、マンガン、リン、カリウム、トリプトファン、イソロイシン
皮膚・毛並み…ビタミンB12、ビタミンB1、硫黄

雄のラットを対照群（餌のみ）、餌と清炭末100mg／kg、1000mg／kgの3つのグループに分け、28日間それぞれに餌、清炭末を連続投与しました。次ページのグラフは、Aが摂取量（g）、Bは体重（kg）を示しています。

グラフを見てください。雄、雌ともに3つのグループに差はなく、ほぼ同じ経緯を

清炭末の28日間連続経口投与期間中の
ラットの摂餌量と体重の推移

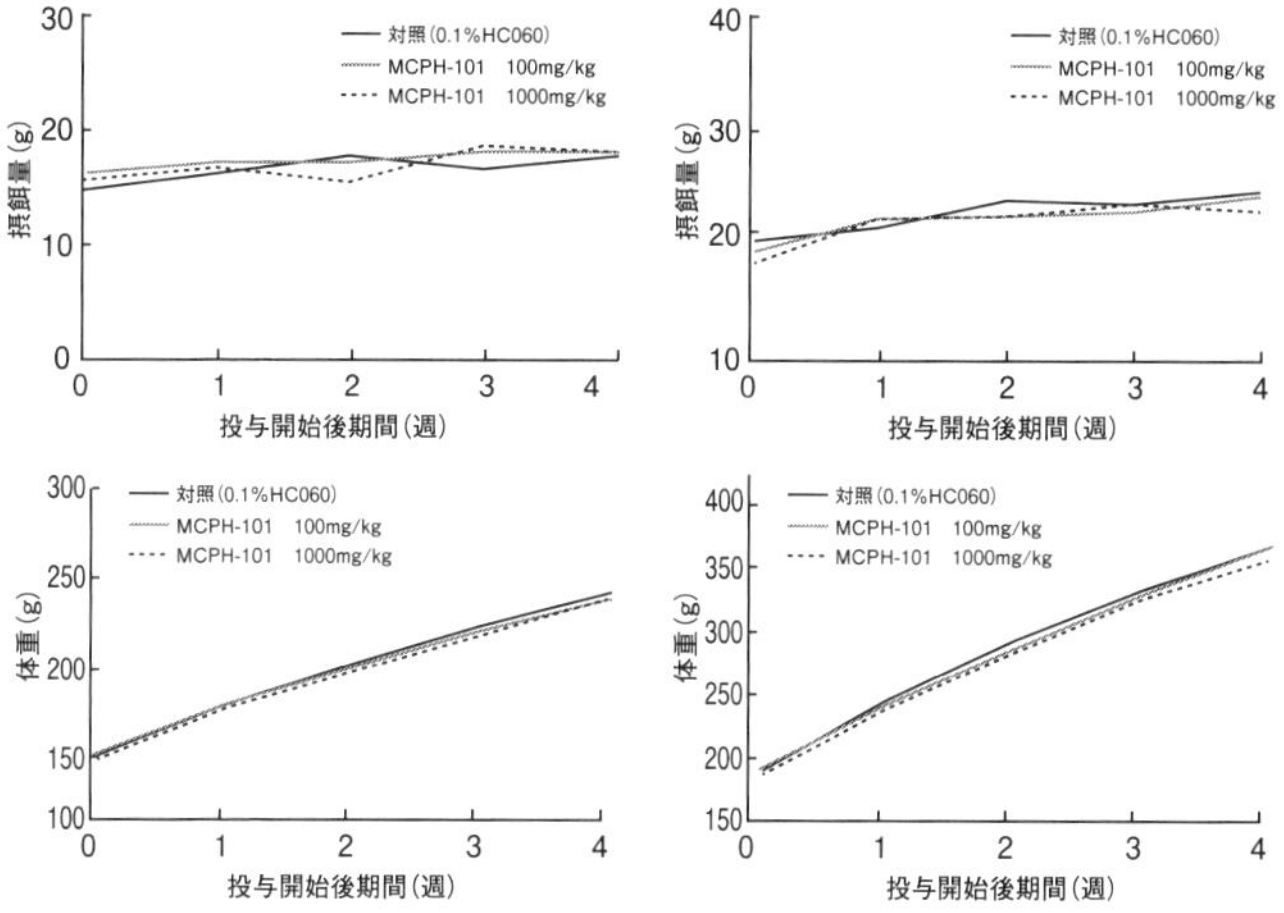

(メーカー調査資料より)

辿っているのがわかります。

この結果から、清炭末の投与による栄養の欠乏はないと考えられます。なお、雌のラットでも同様の検証を行いましたが、やはり問題はありませんでした。

さらに試験後のラットの血色素(ヘモグロビン量)を調べたところ、雄、雌、対照群のいずれのグループにも有意差はなしという結果が出ています。

ここから清炭末は赤血球造血に影響を与える必須栄養素(ビタミンB6、ビタミンB12、葉酸、コバルト、

28日間連続経口投与後の血色素（ヘモグロビン）量

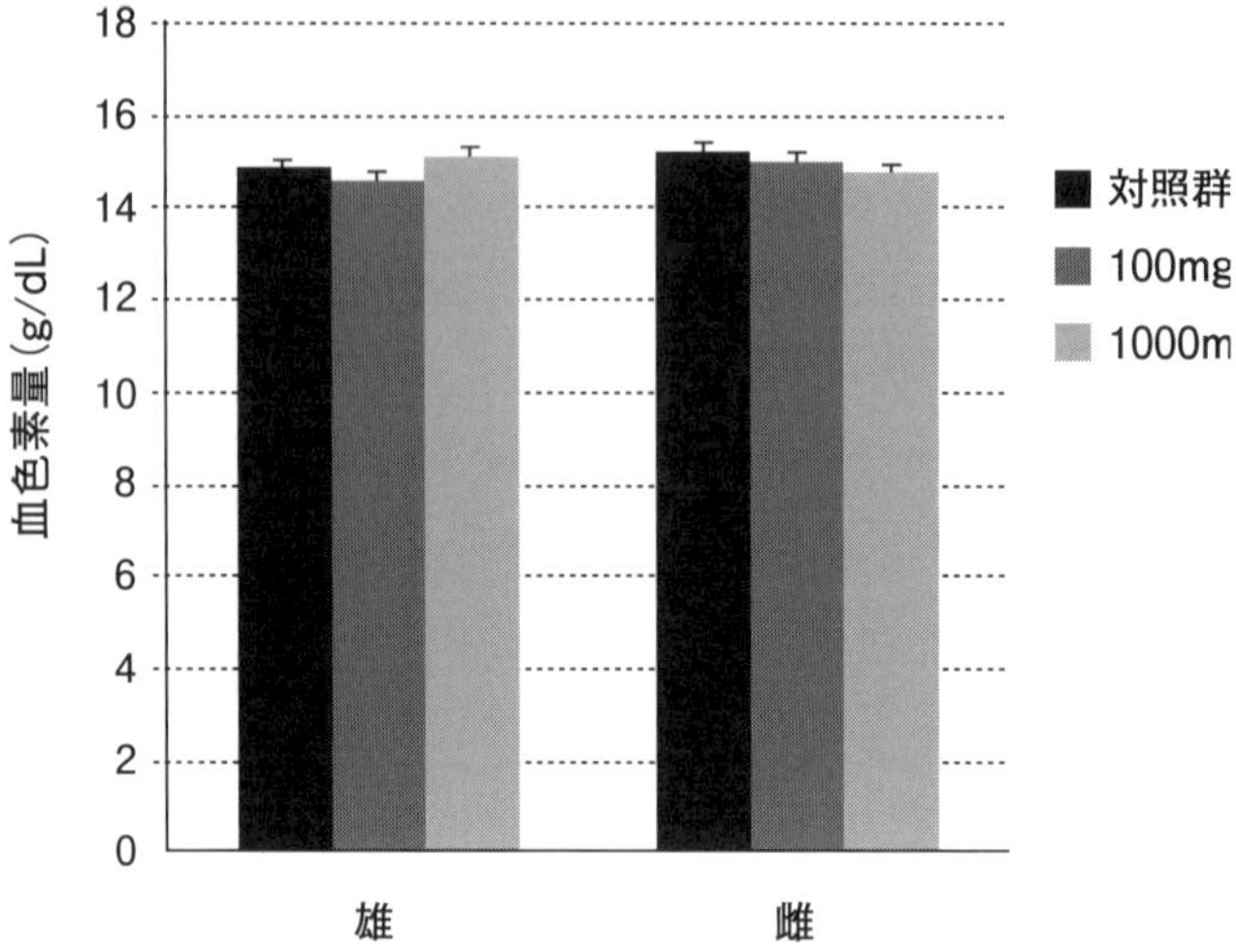

（メーカー調査資料より）

28日間連続経口投与後の血糖値

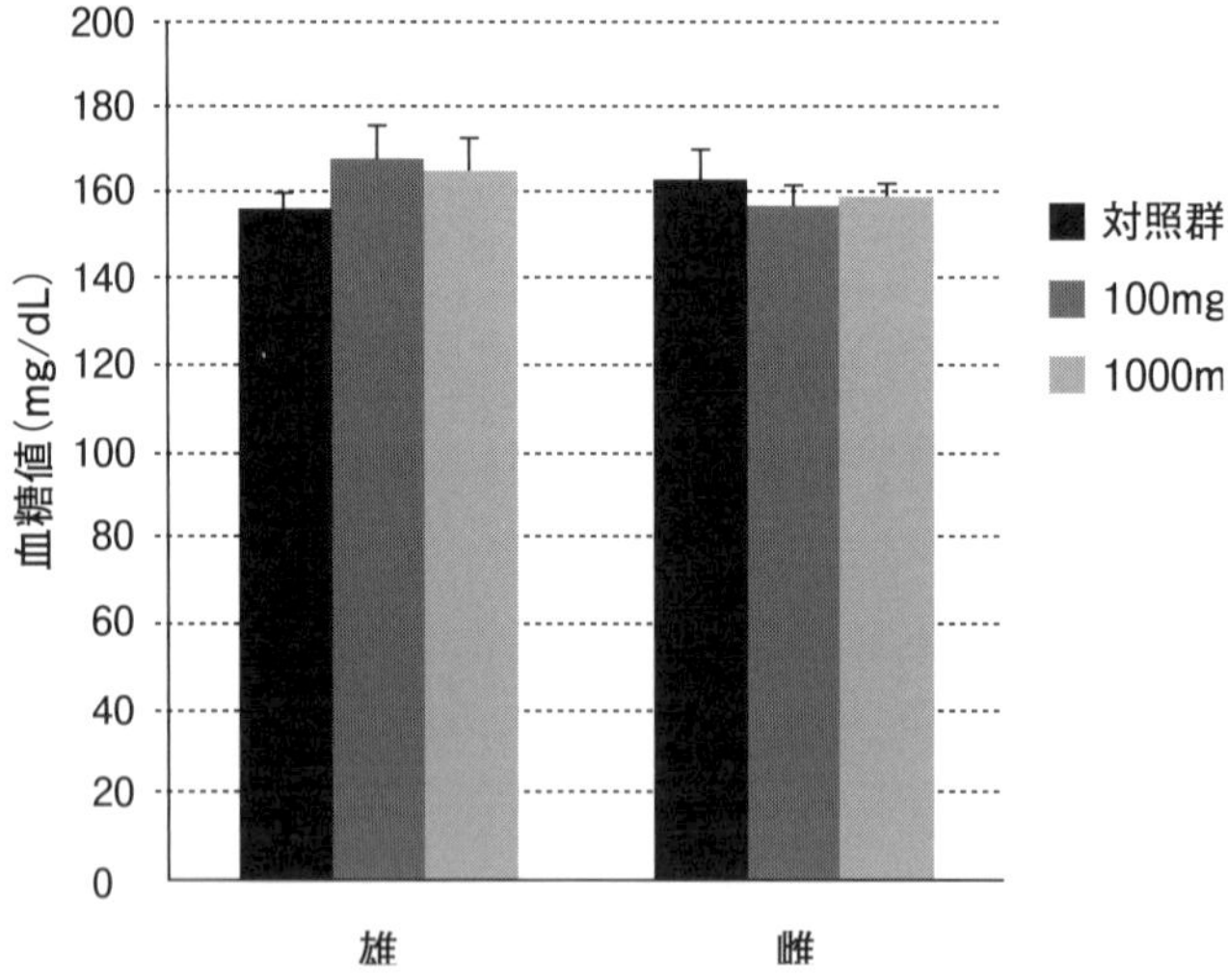

（メーカー調査資料より）

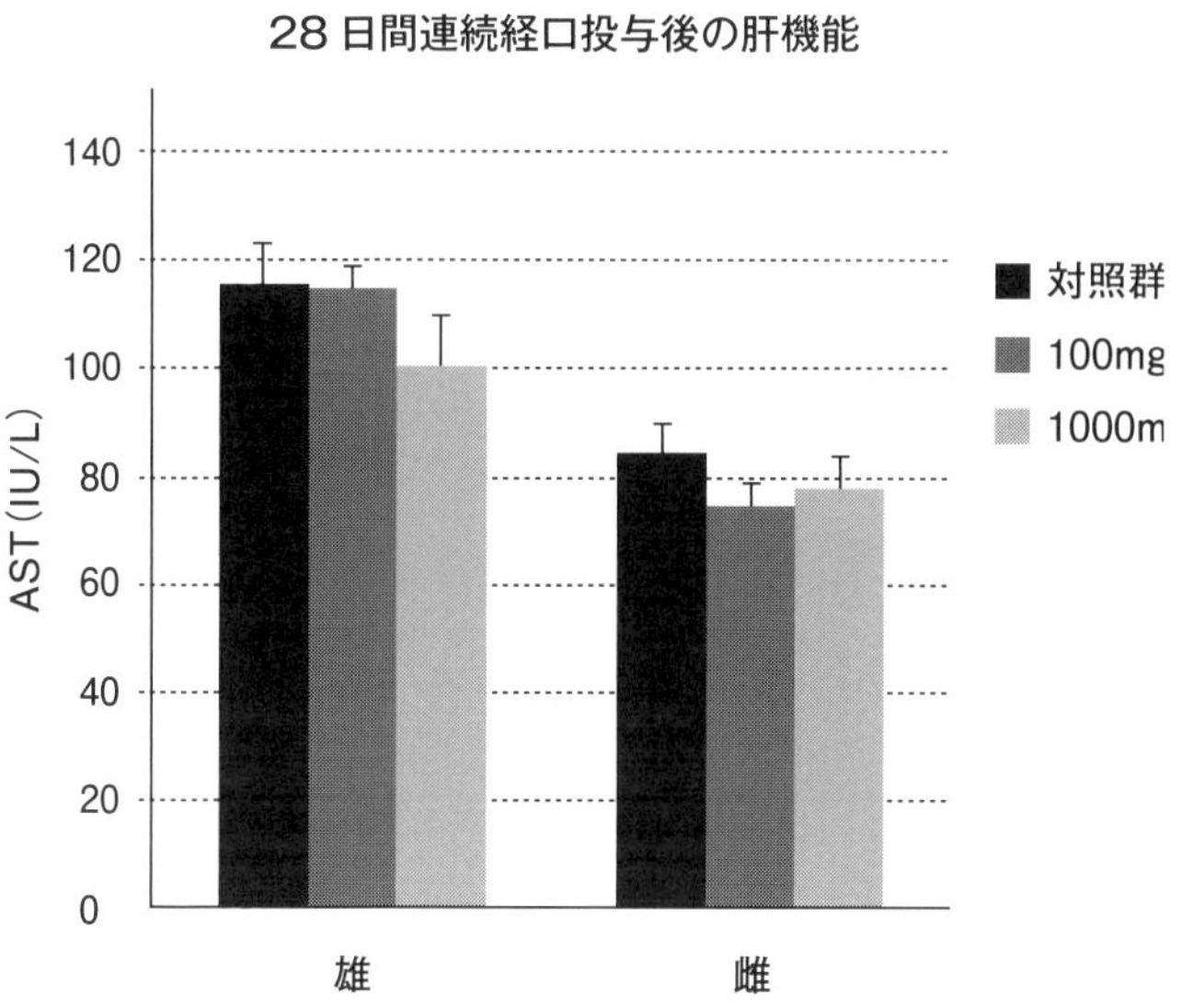

（メーカー調査資料より）

銅、鉄、リジン）の欠乏はないと考えられます。

また欠乏による出血や貧血を引き起こすビタミンC、ビタミンE、ビタミンK不足の可能性も極めて低いと推測できるのです。

さらに試験後のラットの血糖値も計測しましたが、こちらも雄、雌、対照群に有意差は見られませんでした。血糖値の上昇につながるマンガンの欠乏の可能性は低いと思われます。肝機能においても肝機能不全に関連するメチオニン、脂質代謝に関してコレステロール値を上げる要因となるコリンへの影響もないと思われます。

以上の検証データにより、清炭末が腸内で健康維持に不可欠な必須栄養素を吸着してしまう恐れはなく、安心して服用できるという結果が導き出されました。

67%の人が花粉症への効果を実感

清炭末の効果は動脈硬化や慢性腎臓病（ＣＫＤ）を予防・改善するだけではありません。清炭末を摂取している人の中で、とくに高い確率で改善した症状にアレルギー疾患の一つである花粉症があります。

５１３人の花粉症の方を対象に清炭末を服用してもらった調査では、投与後３週間で67%の人が、鼻水、鼻づまり、くしゃみ、目のかゆみといった症状が「改善した」との回答が得られています。

腸はヒトの免疫システムの要であり、免疫に関わる細胞の６割以上が主に小腸に常

清炭末による花粉症の体感調査（n=513）

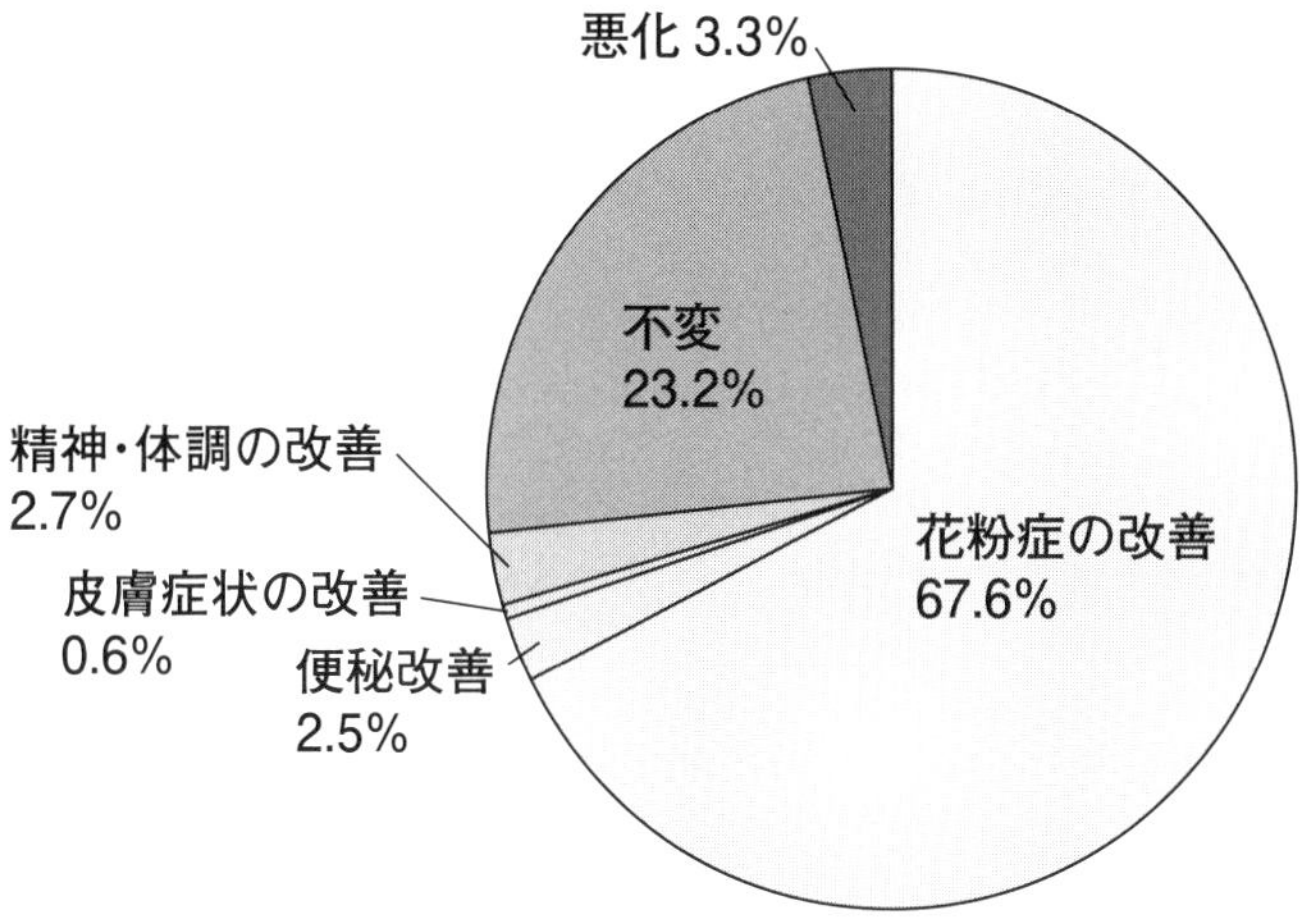

（メーカー資料より）

駐しています。腸内細菌の中には、アレルギー反応を鎮める免疫細胞（Tレグ細胞）を強化する物質を分泌する細菌もいます。それらの健康に良い働きをする細菌が腸内で増え、活発に活動することで免疫細胞の働きはより安定し、アレルギー反応、すなわち過剰な免疫反応が治まるわけです。

清炭末は、腸内で悪玉菌が作り出すインドールなどを吸着・排出するので腸内環境が整います。その結果としてアレルギー反応の改善が見られたと考えられます。

花粉症の方に聞いた清炭末を飲用した後の変化

・マスクを忘れてしまう日が増えました。
・市販薬では喉の渇き、眠気があったが清炭末では感じられなくて良かった。
・1週間で眼のかゆみ、鼻水が減って楽になりました。
・今までずっと、花粉の時期は蕁麻疹(みみず腫れ)が出る頻度が高かったのですが、服用後はほとんど出なかったです。
・いつもはひどい花粉症の症状が薬を飲まなくてよい。主婦湿疹も服用5日目くらいから良くなった。
・春先はいつもやる気がでないのに、清炭末を飲んでいる今年は集中力が持続し勉強もできている。
・効果てきめんといった感じで、かなりすごいと思いました。マスクが手放せなかったのに服用2日目からまったく不要。不思議なくらいです。

あなたの知らない「乳酸菌」

近年、「腸から健康に」というキャッチフレーズが定着しています。腸内環境を整える新たな善玉菌も続々登場し、免疫力を高める○○菌ヨーグルト、睡眠の質を高める△△菌入り飲料といった商品が売り切れになるほどの人気を誇っています。最新の研究では、腸の健康は認知症の発症にも密接に関わることもわかってきました。

善玉菌の代表格である乳酸菌は誰もが知っていると思いますが、これは菌の個別の名称ではありません。糖質を発酵させて乳酸を生産する菌の総称なのです。乳酸菌は乳酸を作り出す菌であり、乳酸菌そのものが体に良い働きをするわけではありません。乳酸菌が糖質などを餌とし、発酵しながら放出する有効物質が、排便を促す運動を活発にしたり、アレルギーや生活習慣病の予防を助けているのです。健康効果のカギを握るのは、乳酸菌が作り出す〝代謝物〟だったのです。これを本書では「リブマイクローブ」と呼びます。

ちなみに〝発酵〟は、細菌を含む微生物が有益な物質を作り出すこと。逆に有害な物質が産生されると〝腐敗〟となります。発酵と腐敗は見た目や味が変わる点は同じですが、真逆の変化が起きているわけです。具体的に言えば、肉や魚が悪臭(アンモニア臭)を発して食せなくなるのが腐敗、生乳がヨーグルトになるなど形状が変わっても食べられるなら発酵と捉えるとわかりやすいでしょう。

現代人の腸は病んでいる

産まれたての赤ちゃんの腸内はほぼ無菌ですが、翌日には菌が出現、生後5日には善玉菌のビフィズス菌が増え、悪玉菌(大腸菌など)が減って腸内環境が安定。離乳期以降は成人と同等の菌数になると言われています。ところが加齢、肉食中心の欧米化した食事、ストレス過多などから悪玉菌が優勢になり、腸内環境が乱れがちに……。現代人の腸は病んでいます。腸内に棲んでいる乳酸菌の活動が弱まって効力が発揮できない、悪玉菌優位な状態です。

その対策として私たちにも実践できることがあります。

まず1つが健康に良い働きをする善玉菌「プロバイオティクス」を直接摂る方法です。食品では乳酸菌が摂れるヨーグルトや納豆、酒粕、味噌やぬか漬けなどの発酵食品を食べ、腸へ菌を送り届ける必要があります。ただしこれらの菌は、腸にある程度の期間は存在しますが、そのまま棲みつくことはできないとされています。ですから毎日せっせと補充しなくてなりません。

もう1つの方法が腸内の善玉菌を増やす「プレバイオティクス」の摂取。善玉菌の大好きなオリゴ糖や食物繊維を与え、菌の数を増やそうというもの。オリゴ糖は、大豆、タマネギ、ゴボウ、ニンニク、アスパラガス、バナナなどに豊富に含まれています。

さらにプロバイオティクスの進化形と称されるのが「バイオジェニックス」を摂取する方法です。腸内フローラを介せずに直接体に働きかける成分であり、その代表がリブマイクローブです。

機能性ヨーグルトの効果はいかに

ヨーグルトを食べて〝生きた乳酸菌〟を体に摂り入れても、胃酸で死んでしまったり、せっかく腸に到着してもすでに棲んでいる菌に追い出されてなかなか定着はできません。また腸内フローラはとても複雑で緻密。棲んでいる菌の種類やその割合、菌数などは一人一人違います。菌との相性もあって「善玉菌ならば何でも良い」というわけではありません。そのためヨーグルトを常食して菌を補給し続ける、自分に合う菌を見つけるために色々なヨーグルトを試す必要があるのです。

しかし腸の中で菌が増えないのに、なぜヨーグルトを食べて便秘が解消されるなど、腸の調子が良くなる人がいるのでしょうか。

それはヨーグルトを食べることで乳酸菌の菌そのものを食べているように見えますが、実はヨーグルトの乳酸菌が作り上げた代謝物も一緒に食べることになるからです。前述しましたが、腸内環境を改善に導くのは乳酸菌の代謝物。「菌がすごい」のではなく「菌が作り上げた成分がすごい」わけです。

ヒトの腸に似せた環境で発酵を促す

それならば腸内細菌が腸の中で作っているものを体外で作り、摂取するのが得策です。胃や腸からスムーズに吸収されるリブマイクローブを摂るのがもっとも効率の良い賢い方法といえます。

有効成分をダイレクトに補うので、現状の腸の状態を問いません。たとえ悪玉菌が優勢であっても、もっと言えば持病がある人や病気の人の腸も、老化した人の腸も、健康な若い人の腸と同じ状態になれるのです。プロバイオティクスやプレバイオティクスのように、自分の腸で新たな物質が作られるのを待つ必要がない分、直接的な作用が期待できるのです。

リブマイクローブは医師の正垣一義氏が開発し、70年以上の研究の歴史があります。リブマイクローブの製造にはアミノ酸スコア（たんぱく質の栄養価を評価する指針の1つ）が高い「大豆」が使われます。安全性に優れた無農薬栽培の大豆を使用した栄養豊富な豆乳は、乳酸菌にとって申し分ない餌（＝培地）となり、好環境でリブマイクローブを作り出すことができるのです。

16種類35株の乳酸菌の恩恵をダイレクトに摂取

リブマイクロローブは16種類35株の乳酸菌の代謝物です。

ヨーグルトに使用されている菌は通常3種類程度です。一度に色々な種類の乳酸菌の代謝物を摂取できるのも、リブマイクロローブの特筆すべき点です。

しかもそれらはヒトの腸内に棲む乳酸菌とよく似た菌で構成されており、腸内環境改善効果が高いとされるビフィズス菌、乳酸球菌、乳酸桿菌も使われています。

私たちの腸の中には数百種、１００兆個以上（５００兆個、１０００兆個という説もある）の腸内細菌が生息しています。お花畑に例えられるほど腸内フローラの構成はバラエティに富み、なおかつ個人差も大きいとされています。多くの種類の代謝物を摂れば自分の腸に合う可能性が高まり、素早く効果を発揮できると考えられます。

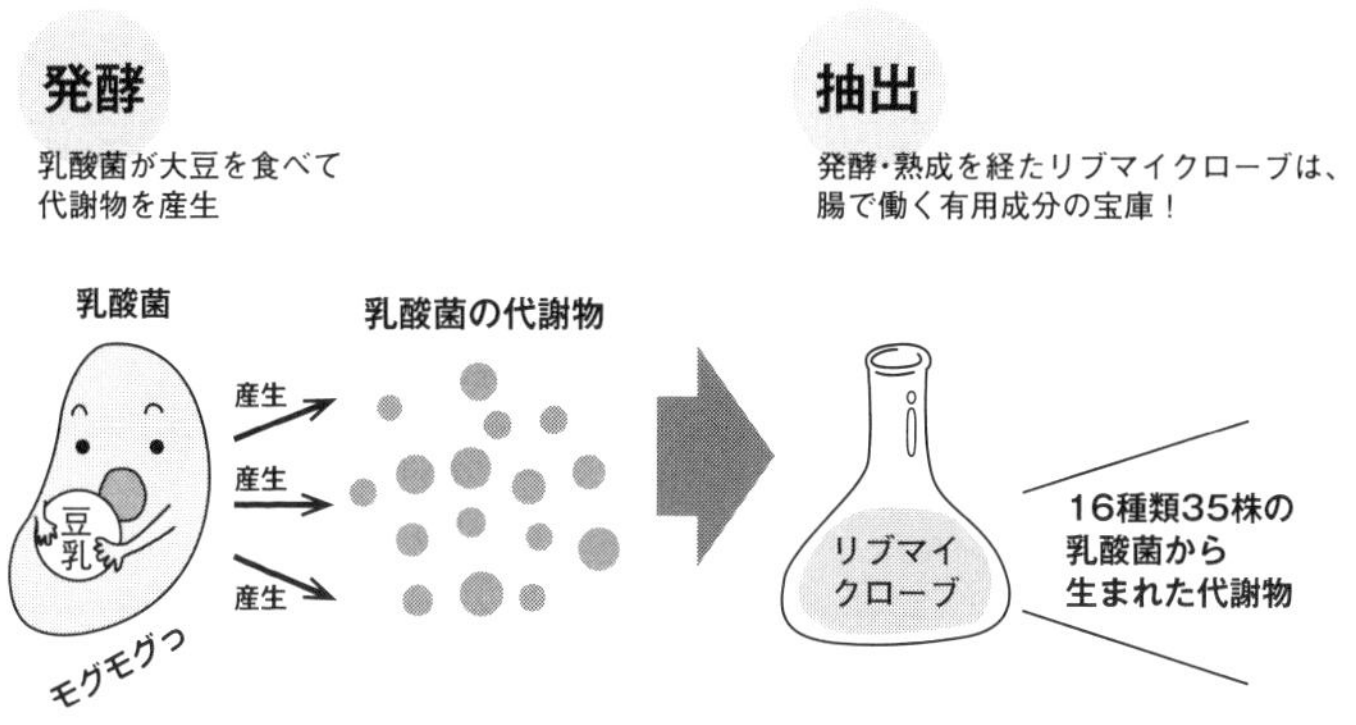

モニター調査で善玉菌の増加を確認！

便秘や軟便、お腹の張りなどの腸のトラブルに悩む方に、リブマイクローブはおすすめです。モニター調査では4週間続けて摂取して腸内フローラや排便の変化を調べています。

リブマイクローブを試された方の中には「疲れにくくなった」や「肌の調子が良くなった」といった声が少なくないそうです。こうした効果は、腸内環境の改善が土台となっていることは間違いなさそうです。リブマイクローブは第3章のテーマである

「腸から健康になる」に役立つと考えられます。

もっとも注目すべき調査は、腸内フローラへの影響を調べたものです。試飲後に便中の善玉菌、悪玉菌、日和見菌（腸内の状況次第で善玉にも悪玉にもなる菌）を調べ、構成比の変化を増減率で表しています。一般的に善玉菌と呼ばれる群は80％近い増加傾向を示し、悪玉菌、日和見菌は20～30％ほど減少しました。

腸内環境の良し悪しは、便の様子から見てとれます。1週間の排便回数は3・9回から5・9回（増加率51％）に増え、便秘の解消につながることがわかりました。

便の形と臭いについては、便秘がちのカチカチやコロコロの硬い便、下痢気味のねっとり便、水っぽい便などが、健康的とされる〝バナナ状の便〟に変化したという結果が出ています。

腸内環境が悪化すると、悪玉菌が放つ悪臭で便が臭くなりますが、試飲後の便は「とても臭い」や「臭い」が抑えられて「普通」「ほとんど気にならない」が顕著に増加しました。これは腸内の悪玉菌が減って善玉菌が優勢になった証だと言えるでしょう。

下剤は排便を促すことが目的ですが、リブマイクロープは腸内環境を整え便通を良くするので、継続摂取により「腸から健康になる」につながるでしょう。

リブマイクローブの肌への効果

腸内に棲む善玉菌が作り出す代謝物は、便通を整えるだけではなく、肌にとって重要な働きをします。善玉菌の代謝物であるリブマイクローブが〝美肌サプリメント〟として優秀ななのは、そのためです。

事実、試飲調査に参加された方々の「肌荒れがよくなった」や「肌がやわらかくなった」という実感はもとより、肌の状態を数値化したデータでも良い変化が出ています。30～50代の試飲モニターにリブマイクローブを1カ月間飲んでもらい、肌に与える影響を調べたところ、角質水分量は20％、皮脂量も40％アップしました。これは肌乾燥が軽減し、健全な皮脂膜（皮脂と汗が混じって出来た皮膚保護膜）が形成された結果と言えるでしょう。

腸で大活躍する清炭末とリブマイクローブ

ここまでに紹介した清炭末とリブマイクローブは、どちらも腸で活躍します。それぞれの特長をおさらいしましょう。

まず清炭末は、炭の特性である吸着力を強化した新素材です。腸内の老廃物や毒素を吸着し体外へ排出します。

もう1つのリブマイクローブは、乳酸菌が作り出す〝代謝物〟で、腸内環境を改善に導きます。腸内フローラの助けを借りることなく、ヒトの腸に似た環境で発酵させたリブマイクローブは、バイオジェニックの代表格です。ビフィズス菌を含む多種類の善玉菌の代謝物が一度に摂れるという利点もあり、腸のコンディションを問わず、腸内環境の改善効果を得ることができます。

前述した通り、清炭末も腸内環境を改善する働きがあります。慢性腎臓病（ＣＫＤ）や動脈硬化を進行させる大敵と言われる尿毒素（インドール、スカトール、アンモニア）などの有害物質を根こそぎ吸着・排出することで、悪玉菌を減らして善玉菌が好む環境を作り出します。

しかし腸は未知の臓器。腸内フローラのすべてが解明されたわけではありません。いくら優秀な善玉菌であっても、自身の腸と合わない可能性も考えられます。例えば機能性ヨーグルトを毎日食べ、有用な菌を補っても元々棲んでいる腸内細菌に追い出されてしまっては意味がありません。さらに現状では実際に試してみなければ、菌との相性はわかりません。

健全な腸があればこそ清炭末は思う存分力を発揮できるのです。そのために〝腸内で毒素を除去〟とは違うアプローチで腸内環境を改善することが重要です。リブマイクローブにはその力がありそうです。

慢性腎臓病（ＣＫＤ）の予防・改善においても、異なるルートで腸に働きかける２つの成分を一緒に摂ることで、より効率よく、よい大きな効果が期待できるでしょう。

善玉菌が作り出す代謝物は吸着されない

清炭末が吸着するもの、吸着しないものについてはすでに紹介していますが、検証実験からも必須栄養素、つまり体に必要な物質を吸着するリスクは極めて低いことがわかっています。善玉菌が作り出す代謝物に関しても吸着されてしまう心配はないと考えられています。

第5章

「清炭末《せいたんまつ》はすごい！」慢性腎臓病（CKD）が改善した21人・21の症例

カルテ01

40年来の痛風から痛風腎、慢性腎臓病（ＣＫＤ）へ清炭末で血清クレアチニンが上げ止まった！

吉田宏之さん（仮名）69才・慢性腎臓病（ＣＫＤ）／身長１６０㎝・体重80㎏

クレメジン投与も、副作用で便秘になり効果はなし

若い頃には競輪選手をしておられた吉田さんですが、25才の頃には年に数回、痛風発作を起こすように。

尿酸値が7㎎／dℓ以上（成人男性の基準4・0〜6・5㎎／dℓ）あり、治療を受けていましたが発作は治まりませんでした。

50代半ばにはアロプリノール（尿酸を減らす薬）を服用、最近では新薬のフェブリックを処方され、尿酸値は7㎎／dℓを切り、ようやく痛風発作がなくなったそうです。

選手を引退した40才頃から体重が増え始め、一時期は85㎏にも増えました。それが

呼び水となり、50才の頃には糖尿病を発症して経口血糖降下薬のジャヌビアとアマリールを合わせて飲み、55才から食事療法にも取り組まれたとのこと（摂取カロリーは１日１４００～１６００キロカロリー、たんぱく質40～45ｇ、塩分５～６ｇ、飲水は自由）。その治療が功を奏してＨｂＡ１ｃは６・０％に落ち着きました。

ところが65才頃に健診で高血圧症と慢性腎臓病（ＣＫＤ）とわかり、新たに薬物療法をスタートすることになりました。

降圧剤のアムロジピン２・５㎎／日とミカルディス40㎎／日を服用し、血圧は上（収縮期）１４０㎜Hg、下（拡張期）80㎜Hgまで下がりました。

ＣＫＤの方は進行をくい止めるため、２０１５年８月から16年２月までクレメジンが処方されたそうです。こちらは副作用によって便秘がちになり、飲んだり飲まなかったり……。血清クレアチニンは２・５㎎／dℓ前後（男性の基準値０・５～１・１㎎／dℓ）で推移、16年１月頃から上昇に転じました。

そこで翌２月から清炭末《せいたんまつ》を飲み始めたところ、定期検査で血清クレアチニンの上げ止まりを確認。クレメジンのような便秘などの副作用もなく、安心して継続摂取できたとのことです。

難しいCKD治療に光が差した！

昔から「風が吹いても痛い」と言われるほどの激痛をともなう痛風は、体内で過剰になった尿酸（プリン体の代謝物）の処理が追い付かず、足の指の関節や腎臓に蓄積する病気。腎臓に溜まると〝痛風腎〟になります。

尿酸が腎臓にたまると結石ができやすくなり、それが尿管を傷つけると腹部や背に激痛を生じます。また尿酸は腎機能の低下を招き、ときにＣＫＤを引き起こすケースもあります。

吉田さんも20代から40年来の痛風の上、糖尿病や高血圧症を発症後にＣＫＤに至りました。腎臓

血清クレアチニン値の推移

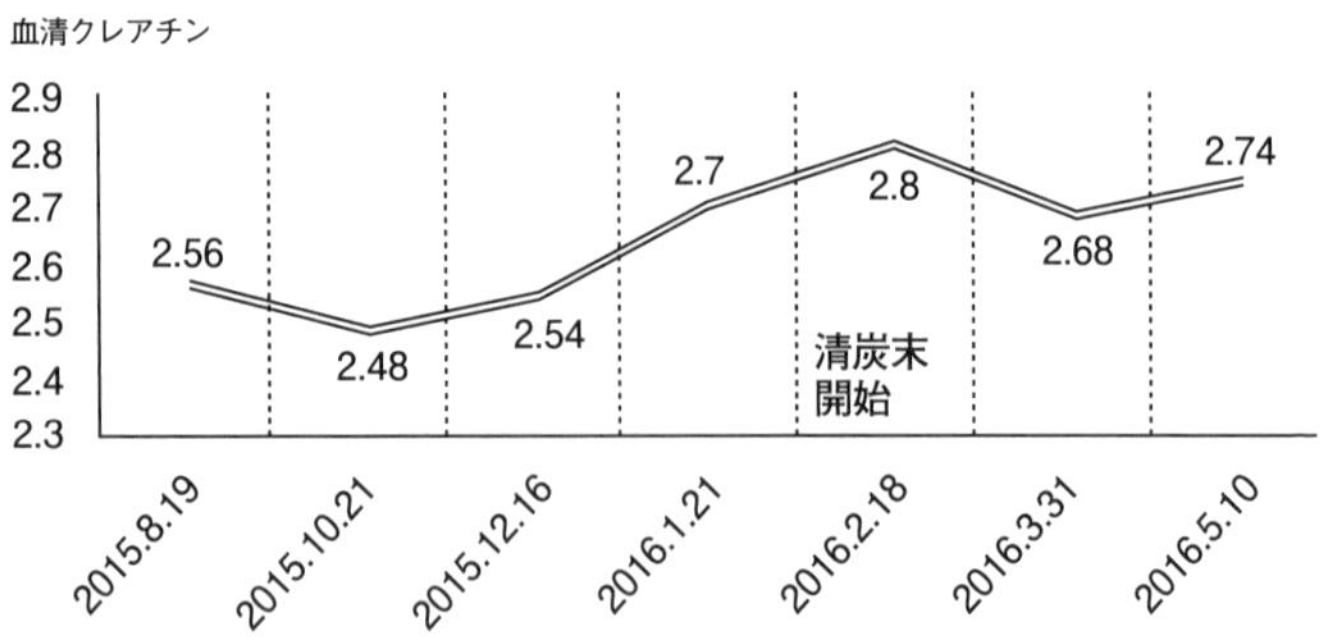

はダメージを受けると元に戻すのは難しいとされています。一度上がるとなかなか下がらないことで知られる血清クレアチニン。クレメジンの服用を含めた治療でも効果がでなかった数値が、清炭末で上げ止まったのは喜ばしいことです。副作用もなく清炭末を摂り続けているのならば、今後は病状の安定も望めるでしょう。

腸内で発生する尿毒素を吸着し、便と一緒に排出してしまう清炭末は、腎臓病はもちろん、動脈硬化の進行抑制にも役立ち、血管老化が関わる高血圧症や糖尿病への効果も期待できます。心筋梗塞や脳卒中といった命に関わる重篤な血管病を予防・改善する助けになると考えられています。

血清クレアチニン低下、腎機能の改善が見られた慢性腎臓病（CKD）3つの症例を検証

慢性腎臓病（CKD）はある程度進むと完治は望めず、進行をできるだけゆっくりにし、できれば人工透析を受けずに天寿を迎えることが治療目的となります。

ここで紹介する3名のCKD患者さんは、病状が中程度からやや悪化した状態で、急に進行して人工透析になる可能性がある段階です。反面、万全な治療を行えば進行をくい止めて現状維持も望める瀬戸際でもあり、まさに〝CKDの分岐点〟といえるでしょう。

3名は、清炭末を1日7～9粒、朝・昼・夜の食後1～2時間後に分けて服用しました。なお、高血圧症や高尿酸血症の薬も継続しています。

左ページのグラフは、1カ月半を過ぎた3名の血清クレアチニンの変化を示したものです。3者とも明らかな改善が見てとれます。

3名とも数値が下がっていますが、とくに劇的な変化があり、腎機能の改善が見

られたと言えるでしょう。この後、清炭末を1カ月半継続して飲んだところ、血清クレアチニンが上昇に転じることもなく、病状は落ち着いているとのことです。

慢性腎臓病における血清クレアチニン値の変化

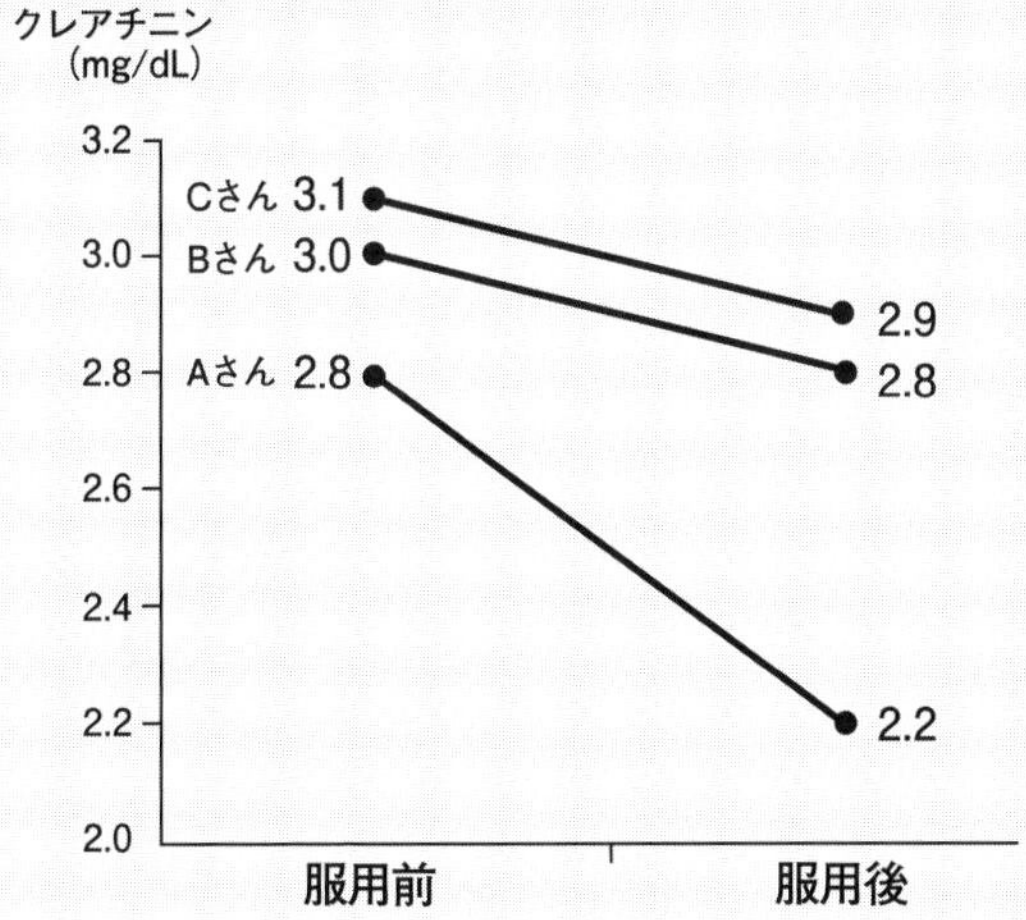

Aさん（男性） 2・8mg／dℓ ⇒ 2．2mg／dℓ
Bさん（男性） 3・0mg／dℓ ⇒ 2．8mg／dℓ
Cさん（女性） 3・1mg／dℓ ⇒ 2．9mg／dℓ

カルテ02

自覚症状のないまま、慢性腎臓病（CKD）が進行！血清クレアチニンを抑えるために清炭末を続けたい

埼玉県　中野卓郎さん（仮名）　77才

中野さんが慢性腎臓病（CKD）と診断されたのは4年半くらい前の73才のころ。「もともと丈夫だったこともあって、めったに病院には行きませんでした。でも血圧が高いことは気になっていたので、近所のかかりつけ医に診てもらったら、まさかの腎臓病。自覚症状がなかったので、驚きましたよ」

とはいえ、腎臓病と診断されても特効薬はありません。そこで腎臓への負荷を減らすため、高血圧症や脂質異常症の治療を受けながら、食事療法をすることになります。中野さんも腎臓病の食事を実践されています。

「外食は濃い味になるのでほとんどしません。家では肉や魚などのたんぱく質、主食のご飯や麺類といった炭水化物は減らし、減塩して薄味の野菜中心の食事をしていま

す。カリウムを減らすために、面倒ですが野菜も茹でこぼしをしています」

さらに「治療の助けになれば」と取り入れたのが清炭末でした。朝昼晩に3粒ずつ、1日9粒ほど飲んでおられます。

その後の4年間は順調に経過しましたが、2020年の終わりに軽度の脳梗塞発作を起こし、年末年始は入院に。幸い後遺症は残らずに無事退院できたのですが、腎臓の方へ影響が出てしまったのです。

アミノ酸の一種であるクレアチニンは、筋肉がエネルギーを使った後に残る老廃物です。血中の老廃物をろ過するのは腎臓の役目ですが、腎機能が落ちていると、処理しきれなかったクレアチニンが血中に残り、数値上昇を招くのです。

脳梗塞で入院前は安定していた血清クレアチニンの数値が、退院後に3・0以上になってしまいました。その後、低下に転じたそうですが、再上昇。脳梗塞の再発を防ぐ薬などの影響で、多少体が変わったのかもしれません。主治医にも「クレアチニンの数値が3・0以上を超えると腎臓病が進行しやすくなるから、充分に気をつけるように」と念を押されたとのこと。

「腎機能を維持し、進行を抑えるためにも清炭末は必要なもの。以前より少し多めに1日12粒飲むようにしています」と竹原さん。

中野さんが営む加工業の工場は大勢の従業員がいましたが、年齢や体調問題もあり現在は奥様と二人三脚で、外注にも頼りつつ仕事をされているそうです。

「運動はしていませんが、仕事をすることで体を動かし、生活のリズムがとれているのでいいんじゃないかと思っています。あとは食事療法と清炭末の力でなんとか人工透析を免れたいですね」

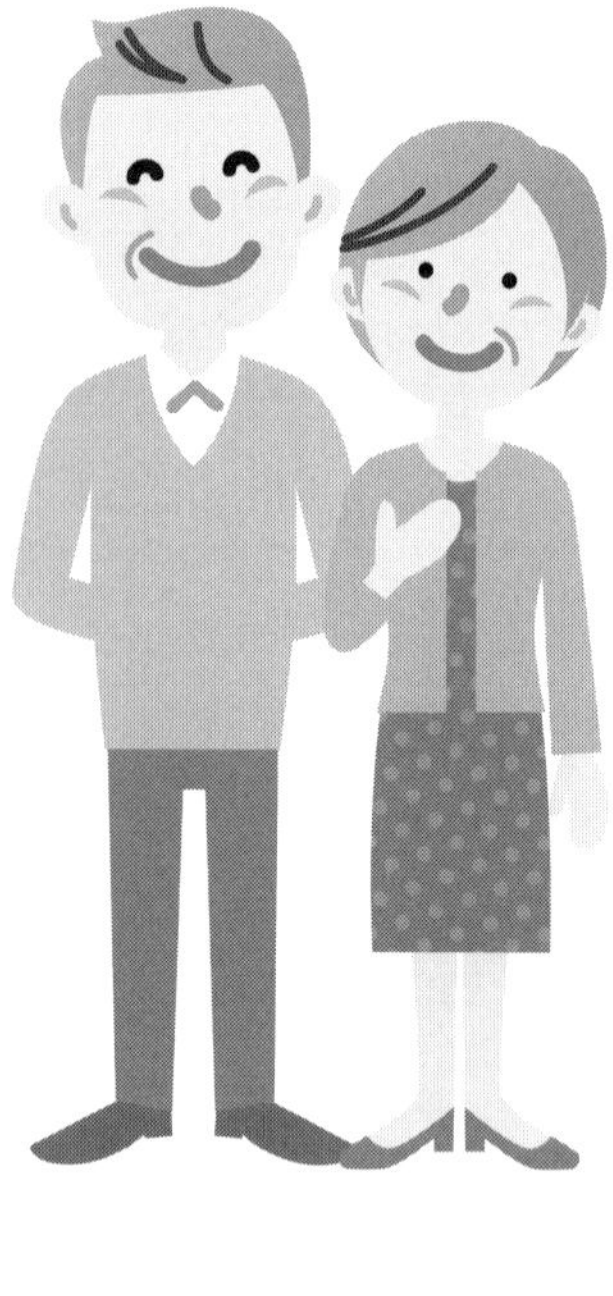

カルテ03

ジムトレーニングの後は温泉で楽しく療養 清炭末で腸内環境が良くなった実感あり

宮崎県　浅野秀雄さん（仮名）　76才

還暦を過ぎてから慢性腎臓病（ＣＫＤ）を患っていると判明した浅野さん。当時、じわじわと血清クレアチニンが上がり、尿たんぱくもあったとのこと。糖尿病や高血圧などの持病がないことから、本人は「仕事が忙しく40代から体を酷使していたせいかもしれない」と思っておられます。

それから10年以上過ぎた74才のときに検査入院をしました。ＧＦＲ（糸球体濾過量）という腎臓の糸球体が老廃物を尿へ排泄する能力を調べる検査で、結果の数値が45％。これは6段階の真ん中にあたり、これ以上悪化させせないように食事療法を含む生活習慣の改善を指導されたそうです。

食事に関しては、すべてご自身で管理しておられます。濃い味と縁を切り、塩分も糖分も控えた食事を心がけているとのことです。

しかしながらＣＫＤは一筋縄ではいかない病気。これといった薬がない状況で、何か良いものはないかと考えていたときに出会ったのが清炭末だったのです。近所の書店で見つけた本を読んだのがきっかけで、すぐに取り寄せて飲み始めました。腸の働きが良くなったと実感されています。

「もともとちょっと便秘気味で、力まないと出ないほうでした。それが今ではすんなり出て、とても気持ちがいい。腸の状態がいいのは腎臓にとってもいいですよね」

運動療法にも積極的に取り組まれ、毎日のように近くの温泉付きジムに通っておられます。温泉が多種類あり、充実した施設だそうです。

「トレーニングで汗をかいたら、温泉につかって疲れをとる。気分がいいですよ」

食事に運動、そして清炭末。生活全般で腎機能の向上に努力され、成果を得られているようです。

カルテ04

週2回お寿司を食べても検査数値は「問題なし」清炭末のおかげで体力も回復。仕事もバッチリ！

愛知県　山本和也さん（仮名）　69才／会社員

山本さんが腎臓病と診断されたのは、腸の手術をした直後。Ｓ状結腸憩室穿孔という腸壁の一部に穴が開く疾患で、腸内環境がかなり悪かったことから摘出手術となり人工肛門を選択せざる得なかったそうです。

「主治医から『人工肛門は永久的なもの』と言われましたが、私としては納得がいきません。交渉に交渉を重ね、紹介してもらった別の病院で人工肛門をとって本来の状態に戻すことができました。一安心したのも束の間、通院時の検査で血清クレアチニンが高い状態が続き、慢性腎臓病（ＣＫＤ）だとわかったのです」

一難去ってまた一難の状況にもめげず、ＣＫＤ治療の基本となる食事療法を開始。奥様の協力を得て、たんぱく質と炭水化物、塩分を減らした食事に切り替えました。

尿酸値が低下、潜血ナシになったのは清炭末の効用

ところが2か月間がんばっても、血清クレアチンはまったく下がりません。尿たんぱくも出ており、改善する気配はなかったとのこと。努力が実らないがっかり感から気力がなくなり、体重は減って体力も落ち、重病人のような有様だったそうです。

「主治医が腎臓病のグラフを指さして言うんです。腎臓病はよくなりません。何年か経つとこうなって、こうなって、やがて人工透析です。それでも大切なのは食事療法、血圧も下げましょうと。でも、言いつけを守っても全然よくならない。やせて体力が落ちただけ……」

困り果てていた山本さんは清炭末に興味を持ち、試してみたいと思ったそうです。心を決めたのは、科学的にしっかり検証されており、「これなら信頼できる!」と直感したから。すぐに取り寄せ、午前・午後に分け、3粒ずつの1日6粒摂り始めました。

腎臓病は食事療法が必須とされていますが、山本さんは次第に家族と同じ食事を食

べ、外食を楽しむようになりました。時にはお寿司や焼き肉など、たんぱく質や塩分が多めの食事もします。ところが少々無軌道な食生活をしても、体力が回復し、周囲から「顔色がいいね」と言われるようになったのです。

通常は食事療法を怠ると、血清クレアチニンが上がり始め、病状は深刻になります。しかし山本さんの場合、血清クレアチニンに変化はないばかりか、尿酸値が下がり、潜血が「±」から「－」になりました。

「清炭末はずっと飲んでいます。そうすると便通が良くなって余分なものがみんな出て行ってくれる気がします。腸内環境が良くなったので、腎臓へ負担をかけてないと思うんです」

検査結果が良好なため、食事療法をがんばっているのだろうと思ったのでしょう。主治医から通院回数を減らしても大丈夫と言われたそうです。

「もちろん、しょっぱい塩鮭や明太子なんかは控えていますが、実際はある程度好きなものを食べています。お寿司も週1回くらい、いや2回のときもあるかな（笑）。

食道楽なんで、おいしいものを食べないと生きていても楽しくない。でも清炭末を飲んでいると、このくらい食べても問題ありません。しかも飲み忘れると便通が今一つという感じでスッキリしないんですよ」

日課のウォーキングも病状安定に貢献

山本さんは清炭末に加え、運動療法も続けています。ほぼ毎日ウォーキングをしているとのことです。

現在、運動療法は腎臓病にとって有効であると認められています。以前は絶対安静が必須だったことから悪影響とさえ言われていましたが、適度な有酸素運動によって、尿たんぱくが減少したという報告もあります。

「清炭末のおかげで腸も健康になり、元気を取り戻せました。私に合っていたんでしょうね。慢性腎臓病（ＣＫＤ）と診断され、清炭末を飲み始めて４年以上経ちますが、体調はいいし、検査数値も良好です。尿たんぱくも正常になり、血清クレアチニンも安定しています」

山本さんは60代後半ですが、会社勤めをし、時々グルメを楽しんでおられます。

「清炭末に出会えてなかったら、どうなっていたかわかりませんね。私にはどんぴしゃりだったんです！」

明るく笑う山本さんに、長年の闘病疲れはありません。

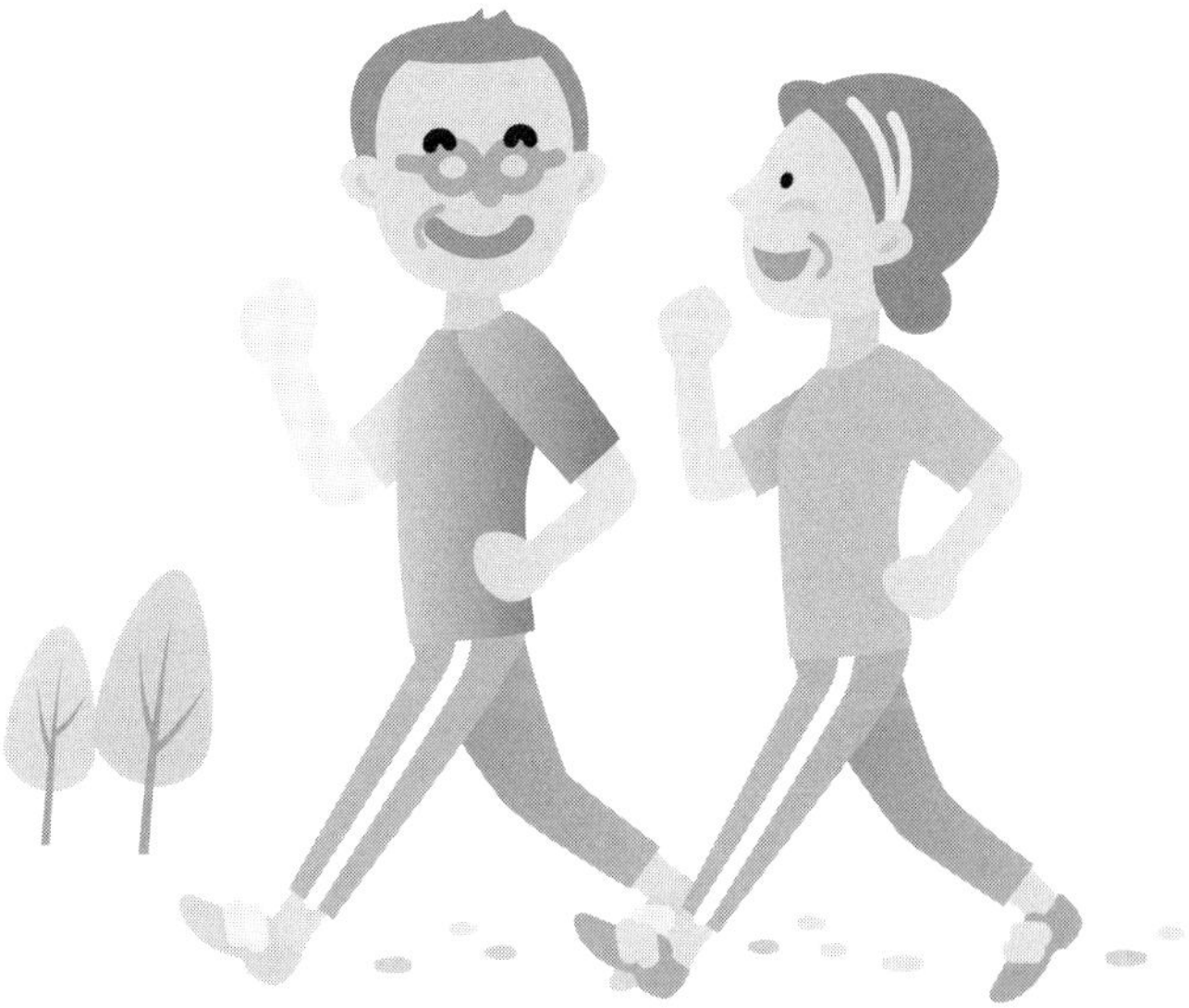

カルテ05

慢性腎臓病のIgA腎症の闘病を続けて40年 清炭末と出会い、むくみもとれて体調良好!

千葉県　三浦正治さん　68才

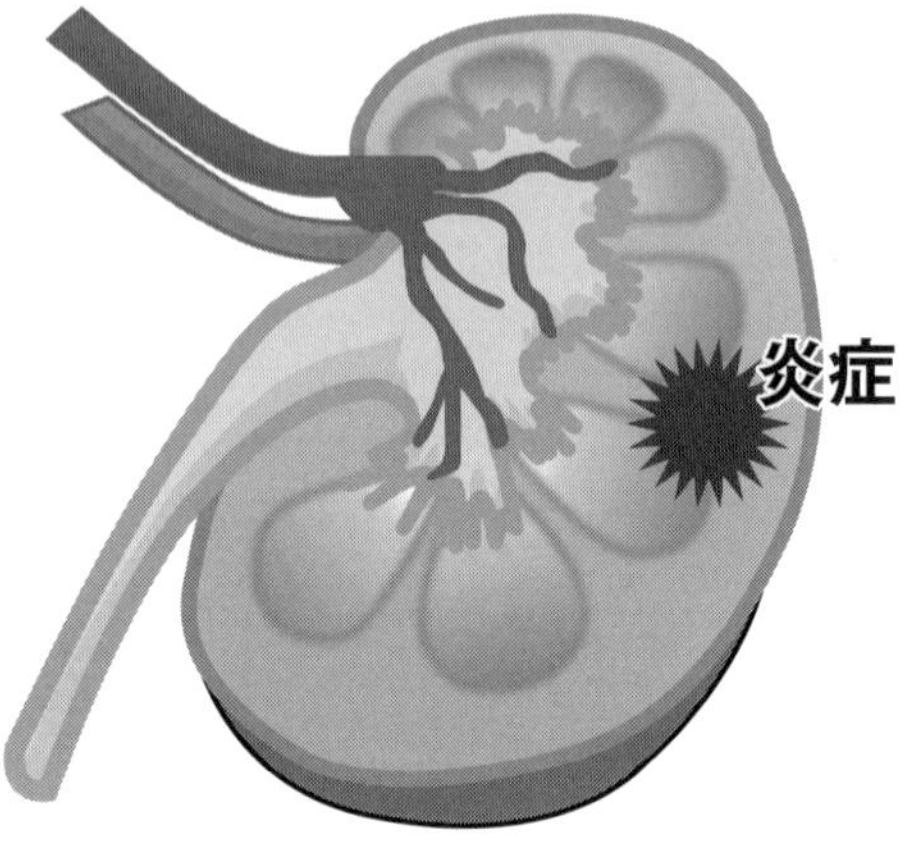

三浦さんの持病は慢性糸球体腎炎の一種であるIgA腎症です。

IgAは免疫に関連するたんぱく質の1つで、本来は粘膜の表面で細菌やウイルスなど病原体を無毒にし、感染を防ぐ役目を担います。その物質が血液に乗って腎臓へ運ばれ、糸球体に付着して炎症を起こすのがIgA腎症です。血尿やたんぱく尿が出て、徐々に腎臓が弱っていきます。早期で気づき、治療を

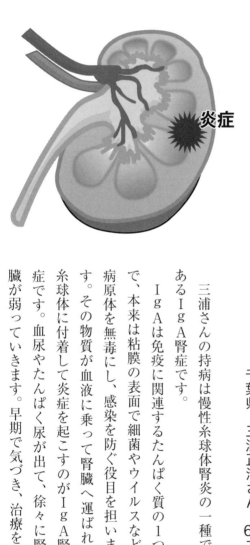

開始しなければ、最悪の場合は人工透析となる油断のならない病気です。日本人に多く、慢性腎臓病（CKD）の2～3割を占めています。症状に合わせて、血圧や血糖値を下げる薬、免疫抑制剤やステロイドなどで炎症を抑える治療が行われます。

三浦さんの場合、病状が安定して仕事もできたのですが、2年ほど前にたんぱくが出て、入院治療（パルス療法）を受けたそうです。この治療は大量のステロイド剤を投与して炎症を鎮めます。免疫力もゼロになるため、退院後は感染症に注意が必要になります。

このときの治療は効果がありましたが、しばらくして再びたんぱく尿やむくみに悩まされることに……。そんな折、三浦さんは先の見えない闘病で気弱になっていたこともあり、クレメジンをしのぐ効用があるという清炭末に興味を持ったそうです。

飲用後は血清クレアチニンが1・5前後で落ち着き、尿たんぱくも「2＋」から「±」に。むくみもとれて体調が上向きになったとのことです。

「私にはこの清炭末、とても良かったです。おかげで体調もいい。仕事は忙しいですが元気に働いています」

良質のたんぱく質を毎食少しずつ、まんべんなく摂取

自宅では、奥様が野菜中心の献立を考え、栄養バランスを考慮した食事をしておられます。

「腎臓病の食事はたんぱく質を制限しなくてはなりませんが、一切食べないわけではありません。私は毎日毎食、少なめのたんぱく質を摂っています。朝は卵1個、昼は魚、夜は肉といった具合でまんべんなく食べています」

清炭末は1日7粒を目安に、午前3粒、午後4粒飲んでおられます。薬と違って自身でコントロールが可能です。体調を見て増減でき、副作用の心配がないのも利点と言えるでしょう。

清炭末に大満足の三浦さんは、体調も良いのでこれからも続けていきたいとのことです。

カルテ06

飲酒習慣が糖尿病を招き、腎臓病を合併 清炭末と運動で克服しお酒と山歩きを満喫！

宮城県　高橋正利さん　72才

高橋さんの腎臓病は糖尿病由来のもの。3大合併症の1つである糖尿病性腎症です。現状では腎臓病に対する特効薬はないため、血糖降下剤や抗コレステロール薬を飲みながら食事療法もがんばっておられます。

高橋さんが清炭末を知ったのは、交通事故で1カ月入院したとき。

「清炭末を飲み始めて最初に感じたのは、便通の良さです。とにかくきれいに出る。不要なものが全部出ていく感じで、これなら腸もきれいになるし、腎臓にも良いかもしれないと感じました」

その予感は大当たり！　血清クレアチニンも安定、体調も上向きとのことです。

お酒の飲み過ぎで腎臓へ負担をかけた⁉

若いころクロスカントリーの選手だった高橋さん。県代表で出場した全国大会で活躍し、後進の指導にも尽力されました。クロスカントリースキーは〝雪上のマラソン〟とも言われ、ウインタースポーツの中でもハードな競技として知られます。高橋さんも選手時代は、気力・体力ともに限界まで鍛え上げて競技に臨んでおられたそうです。反面、お酒も大好きで、飲み過ぎることもたびたび……。

「糖尿病の原因はお酒かな。若いころはとにかく飲めました。今考えると内臓にかなり負担をかけていたと思います」

糖尿病もその合併症の腎症も、さほど進行していないためか、食事療法に関して余り厳しい制限は求められていないそうです。また医師の考え方も色々で、それほどうるさく言わない方針の方もいます。高橋さんも暴飲暴食はしない程度の制限で、お酒も飲んでおられます。

「今は焼酎やウイスキーなどの蒸留酒を少し飲むくらい。本当は日本酒が好きなんですが、糖質が多いのでダメなんですよ。ビールやワインも控えてます」

炭の力とアスリート魂で現状維持を目指す

運動療法に関してはさすがにアスリート。雪が降ったらスキー、春から秋にかけては山でトレッキングを楽しんでおられます。

「やっぱり山なんです！　自然の山がいい。運動はもちろん、山菜採りもおすすめです。結構、クマが出たりしますが、まぁ大抵は向こうが逃げていきますよ（笑）」

昔、知り合いの手伝いで炭焼きの経験もあるとのこと。宮城県の炭はナラの木だそうです。「どうにも炭に縁があるみたいですね（笑）」と清炭末とも相性抜群です。

70代の高橋さん。これからは悪くならないように清炭末の服用を継続しながら、無理せずに穏やかに生活したいと願っておられます。

カルテ07

持病の痛風が腎機能低下の呼び水に。清炭末と出合い検査数値がすべて正常に

大分県　加藤敬一さん（仮名）　74才　養鶏業

元々痛風の持病があって通院しておられた加藤さん。1年ほどの前の検査で血清クレアチニンなどの数値に異常があり、腎機能がかなり低下していることがわかりました。病院では「このままだと人工透析になる」とキッパリと言われました。

それからは主治医の指導の下、塩分やたんぱく質が少ない療法食を摂っていましたが、量は少ないし味気ない食事で食欲が出ず、随分やせてしまったそうです。

腎臓病の食事療法は自分には合わないと悩んでいたとき清炭末のことを知って「これだ！」と思い、すぐに飲み始めました。

すると異常だった数値が、ほぼ半年で見事に改善していきます。腎機能の指針となる尿素窒素、血清クレアチニンだけでなく、痛風の検査項目である尿酸値（UA）も正

常範囲内で低下していきました。

「数値が改善してからは肉も魚も卵も食べますし、普通の食事をするようになりました。さすがに塩分は控えてますが、とくに我慢もしてなくて。正直、驚いています」

その1年後も検査数値の悪化は見られず、体調もすこぶる良好とのことです。加藤さんは養鶏業を営んでおられ、体を動かして忙しく働いているので、ジムに通うなど運動の機会を設けなくても効果は出ているようです。

「いいもの（清炭末）に出合えました。この出合いがなければ、人生がどんなに暗くなっていたか……。心から信頼して飲み続けています！」

カルテ08

清炭末の助けを借りた〝食養生〟で腎不全とは思えないほど元気はつらつ

神奈川県　丹野美代子さん　77才

２０１２年の健康診断で腎臓の機能が低下していると言われ、大学病院で精密検査を受けた結果、慢性腎不全と判明しました。腎不全は腎臓の働きが正常の30％以下に低下した状態で、腎臓病の中でもかなり進行した状態ですが、丹野さんご自身は「まったく自覚症状がなかった」とのことです。

これ以上進行しないように、血圧や尿酸値を下げる薬を7種類ほど処方されました。それでもこのままでは人工透析になると医師に言われ、徹底した食事療法に取り組まれました。塩、たんぱく質、カリウムの制限を厳密に守るのは、用意も大変です。「人工透析は嫌ですから、食事療法をがんばるしかありません。食べられないものも多いです。汁物は一切食べません。カリウムが多いからバナナやキウイとかの果物もダメ。きちんと計算すれば少しは食べられますが、いいんです。食べません！　外食もたまにしますが、その代わり家ではたんぱく質ゼロにしています」

腎不全でも人生をあきらめない！

几帳面でがんばり屋の丹野さんが清炭末を知ったのは2017年。新聞広告で目にし、試しに飲んでみようと気軽な気持ちで飲み始めたそうです。丹野さんの場合、腎不全に至っても症状が出なかったこともあり、体に大きな変化はありませんでしたが、それからの9年間は進行もなく元気に過ごされておられます。

さらに驚くのは77才でグループホームの介護の仕事を続けていること。認知症の患者さんが数人で暮らす小さな施設とはいえ、体を使うハードワークですし、1日中気が抜けない仕事です。

「確かに1日仕事をすると5000歩は歩きます（笑）。じっとしていられない性格ですしね。生活のリズムもつき、運動にもなり、食べすぎも防げるんですよ。腎臓病食のお弁当と清炭末を持っていくので、余計なものは口にしません。ずっと家に居ると、色々食べたくなります。我慢してもお腹はすく……。働いていれば空腹がまぎれるし、健康のためにもなっています」

腎不全のことを知っている人は、丹野さんの様子を見てビックリされるそうです。

「友人や知人だけでなく、お医者さんも驚いてますよ。食事や仕事でがんばっているだけではなく、清炭末も大きな助けになっていると感じています」

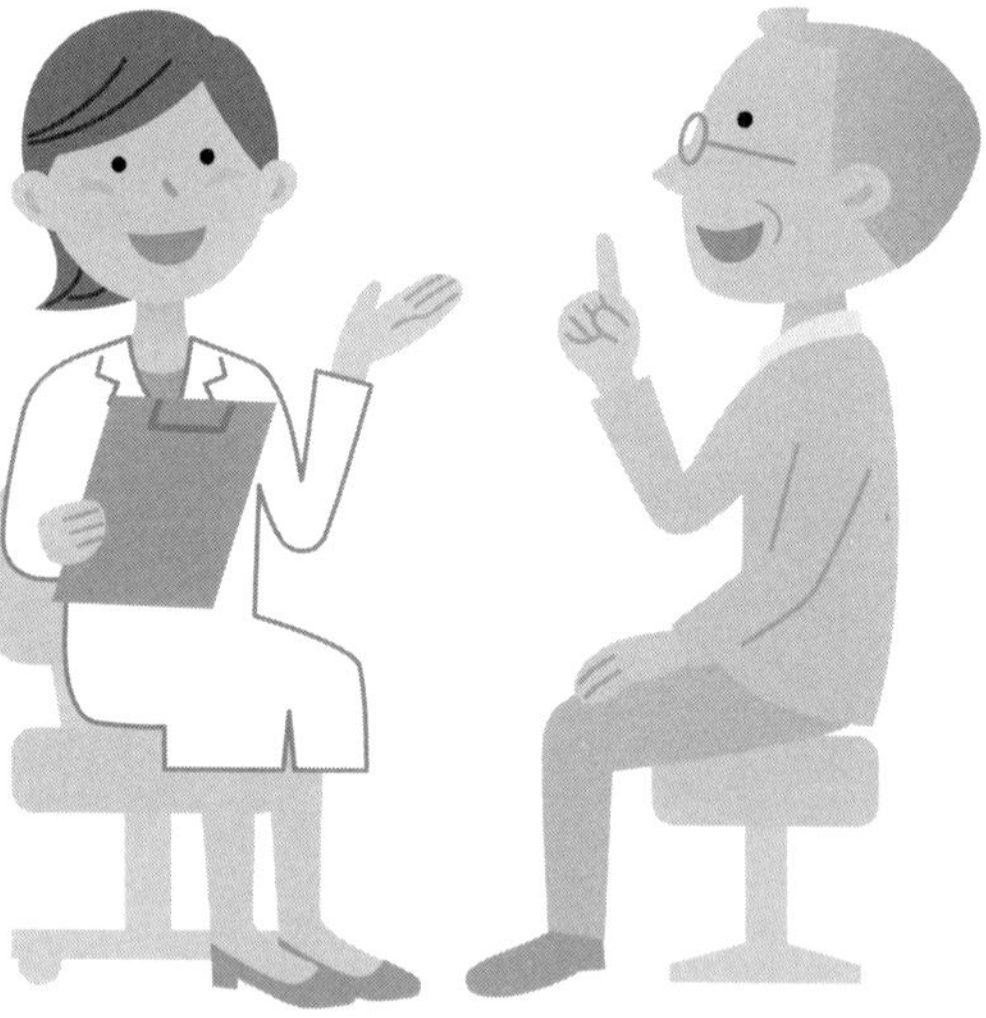

カルテ09

創意工夫の療養食と清炭末の成果！ 20年間慢性腎臓病（ＣＫＤ）の進行を抑制

愛知県　大島竜二さん（仮名）　91才

「腎臓が弱っていると、医者に言われたときは正直驚きました。具合が悪かったのではなく、定期的に通院して受けていた検査で偶然わかったんです。腎臓病は完治しないし、薬もないと知っていたので困ったことになったなと……」

大島さんが慢性腎臓病（ＣＫＤ）と診断されたのは70才の頃。突然の宣告を受け、もう食事療法をがんばるしか道はないと思ったそうです。

まずは減塩、そしてカリウム抜き。汁物は塩分過多になるのでほとんど食べられません。野菜はカリウムが多いのでみじん切りにしたり、茹でこぼすなど、手間も時間もかかります。その上、薄味で味気ない食事に嫌気がさして普通食に戻ってしまう人も少なくありません。

必要な栄養を賢く、おいしく摂取する

ご家族と同居しておられますが、日中は仕事に出ているため、昼食は大島さんが用意されるとのことです。

「パンを焼いたり、缶詰を開けたりする程度。果物も生で食べたいのですが、カリウムが多いので缶詰で我慢。地元はみかんがおいしいから、それはちょっと残念ですね」

薬では治せない腎臓病。治療の助けになればと大島さんが選んだのが清炭末でした。飲み始めた2016年以降から、腎臓病はほとんど悪化していないそうです。通常、CKDは徐々に腎機能が低下してしまうので、大島さんのように20年以上進行を抑えているのは驚異的。腎臓病の療法食にプラスした清炭末が〝健康の土台〟となる腸で働き、腎臓のろ過機能の一助となったと考えられます。

また大島さんが難しいとされる食事療法を続けられたのは、若いころの経験があったからかもしれません。

「戦後、結核を患いました。食べ物も薬もろくにない時代ですから、あるものでしのがなくてはなりません。当時は自分で野菜を育て、体に良い食事を工夫して作って〝不治の病〟と言われた病気を治したんです。これこそ食養生ですね」

経験に裏打ちされた食事療法は、今で言えばデトックス（毒出し）効果抜群です。お米は精米機で玄米を胚芽米にして炊き、すりゴマをかけて食べるそうです。

「米の栄養が十分に摂れ、かつ旨みがあるのは胚芽米。おかずは瀬戸内海で獲れるしらす。塩抜きはしますが、おいしいですよ」

挫折しがちな食事制限も、大島さんは創意工夫と前向きな姿勢で取り組んでいます。

「食事療法だけでは難しいので、清炭末はすごく助けになっています。薬では治療が難しい腎臓病ですが、私の場合は幸い進行が止まっているし、体調もいい。食欲もあり食事もおいしい。元気で過ごせている理由の1つですから、清炭末を全面的に信頼しています」

カルテ10

検証・腎機能を見る指針「血清クレアチニン」清炭末の飲み忘れによる上昇に要注意！

兵庫県　神田瑛士さん（仮名）　70代

●平成22年8月の検査で血清クレアチニンが3・14mg／dℓ

※男性の基準値は0・5～1・1mg／dℓ

平成23年8月　4・75mg／dℓ

平成24年3月　5・36mg／dℓ

同年　4月　5・73mg／dℓ　⇧清炭末の服用開始

同年　5月　6・51mg／dℓ

同年　6月　5・26mg／dℓ

同年　10月　6・08mg／dℓ

同年　11月　3・48mg／dℓ

同年　12月　4・25mg／dℓ
平成25年1月　3・64mg／dℓ
同年　2月　4・57mg／dℓ
同年　3月　4・20mg／dℓ
同年　4月　4・74mg／dℓ
同年　6月　3・43mg／dℓ

検査データからは血清クレアチニンが高く、変動しているのがわかります。清炭末を飲み始めてからは、数値が落ち着いてきました。時折上昇しているのは、飲み忘れが原因とのこと。服用を再開するとまた下がり出すそうです。

血清クレアチニンが基準を少しオーバーしただけで、腎機能は50％を切っていることが多いとされています。清炭末の効果が出ているのですから、「ほんのちょっと上がっただけ」と軽視せずにしっかり飲み続ければ、より良い成果が得られるはずです。併せて低たんぱく、減塩などの食事療法も継続が大切です。

カルテ11

睡眠薬やプロテインの摂り過ぎが一因に。清炭末の服用で血清クレアチニンが安定

静岡県　長谷川純一さん（仮名）　55才

重度の睡眠障害を抱える長谷川さん。血清クレアチニンが1・2㎎／dℓ（男性の基準値0・5～1・1㎎／dℓ）に上がったのは、大量の睡眠薬を飲むことで起こる夜間脱水が原因と考えられています。そこで清炭末を飲み始めたところ、基準内（0・9）に戻ったそうです。ところが運動時にプロテインを摂っていたら再び上昇（1・09→1・21）、慌てて清炭末飲むと低下に転じました（1・08→1・05）。

Protein（プロテイン）＝たんぱく質。その老廃物がクレアチニンであり、尿素窒素、尿酸でもあります。いずれも腎臓に負荷をかける〝尿毒素〟です。

腎臓病の人にとって、筋肉を作るためのプロテインは、運動後であっても制限しなくてはなりません。その分、水分を多めに摂るよう心がけましょう。

清炭末は腸内で有毒な尿毒素を吸着・排出します。それらは腸内細菌に分解したたんぱく質の老廃物です。尿素窒素、インドール、アンモニア、さらには動脈硬化と腎臓病の最大要因のAGE（終末糖化産物）などの血中への放出を減らすことで、血清クレアチニンが減少すると考えられています。

カルテ12

なかなか下がらない血清クレアチニンが悩み 清炭末の継続摂取で人工透析を回避

宮城県　河瀬貴子さん（仮名）　60代

腎臓病で通院していた河瀬さんは、血清クレアチニンがなかなか下がらず、医師に「このまま数値が5・0㎎／dℓを超えたら人工透析を考えましょう」と告げられ、目の前が真っ暗になったそうです。

２０１３年４月の時点で河瀬さんの血清クレアチニンが４・５㎎／dℓ（女性の基準値０・４〜０・８㎎／dℓ）、翌５月には４・９㎎／dℓまで上昇したのです。

ワラにもすがる思いで飲み始めたのが、清炭末でした。すると翌６月には良い兆しが現れました。数値が４・５㎎／dℓに下がったのです。

人工透析になると、通常は週３回、１回４時間かけて治療を受けなくてはなりません。それでも腎臓病が治るわけではなく、日常生活への支障は避けられないでしょう。

数値はまだまだ高いですが、人工透析を回避するため、腎不全の標準治療に併用するかたちで清炭末を継続して摂ることにしています。

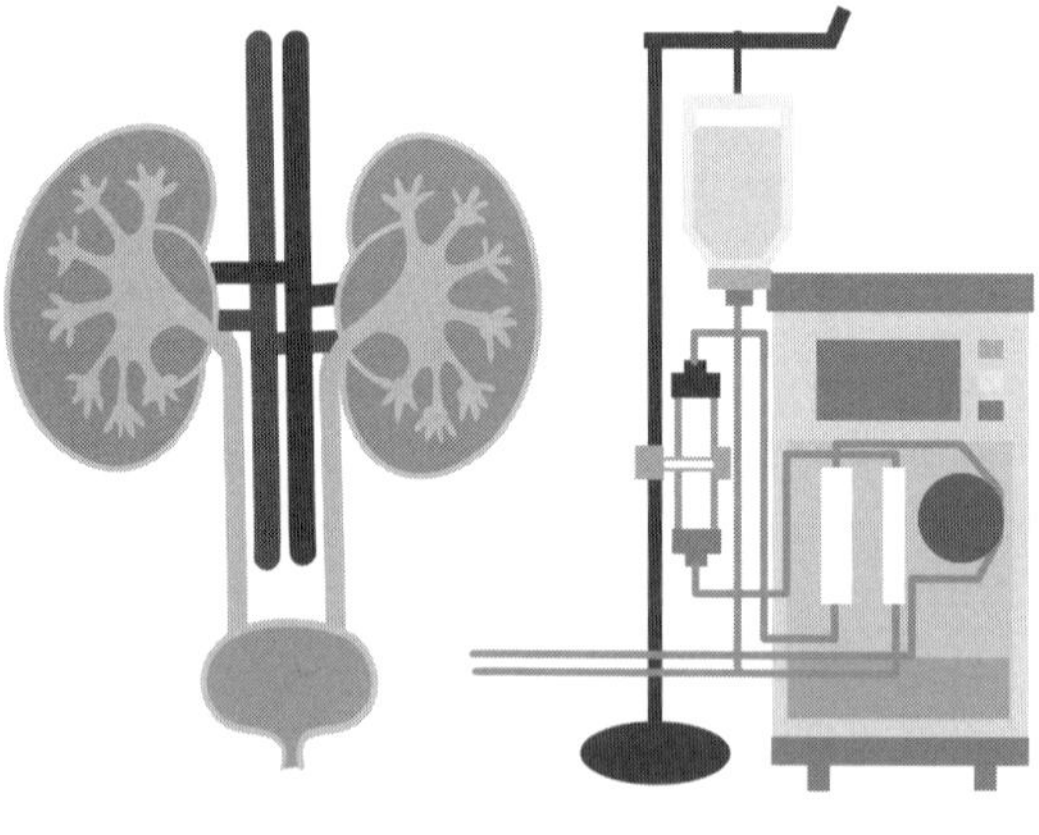

カルテ13

腎臓病になる前に清炭末の服用開始 2年後も血清クレアチニンは基準値内キープ

東京都　Fさん　男性

２０１７年の7月は血清クレアチニンは1・08㎎／dℓ（男性の基準値0・5～1・1㎎／dℓ）。Fさんが清炭末の服用を始めた時点では、血清クレアチニンは〝やや高め〟の基準値内でした。半年で0・95㎎／dℓまで低下したそうです。早い段階で予防的に清炭末を飲み始めたことで、腎機能の低下を免れたと考えられます。腎臓は一度細胞が壊れてしまうと、元には戻らない臓器なので、病気の一歩手前の適切な対応が重要になります。

Fさんは就寝前の便秘対策として、ココアやオリーブオイル、オリゴ糖を飲み、腸の健康のためにリンゴやヨーグルトを食べているとのこと。清炭末も腸内環境の調整にひと役買ったと言えるかもしれません。

カルテ14

2年も続いた血尿、たんぱく尿が清炭末を1カ月飲んだら消失してびっくり

北海道　Eさん　80代　女性

原因不明の微小血尿、たんぱく尿が2年も続いていたEさん。朝鮮人参など色々なサプリメントを試しても効果はなかったそうです。ところが清炭末を飲み始めてわずか1カ月後に受けた人間ドックで、血尿とたんぱく尿も消失してびっくり。それからはずっと飲み続けているそうです。

ストレスや過労などから尿の異常を引き起こすことは珍しくありません。一方で時間を経て何らかの腎臓病と診断されるケースもあります。Eさんは清炭末で血尿、たんぱく尿が治まりましたが、腎臓の血管を傷つけるAGEなどを吸着・排出する働きから腎臓病の原因を間接的に取り除き、自然治癒を助けていると言えるでしょう。

カルテ15

血清クレアチン、尿素窒素の数値改善。貧血も治まった！　これも清炭末のおかげ

神奈川県　Fさん　70代　男性

Fさんは病院で処方された腎臓病の治療薬・クレメジンを服用しましたが、改善の兆しは見えませんでした。平成27年1月当時、Fさんの血清クレアチニンは2・6mg／dℓ（男性の基準値0・5～1・1mg／dℓ）と高く、その年の6月には3・7mg／dℓまで上昇したそうです。さらにBUN（尿素窒素）も52・6mg／dℓ（基準値8～22mg／dℓ）と高いものでしたが、8月以降、血清クレアチニンは3・4mg／dℓ↓3・1mg／dℓ↓2・6mg／dℓと毎月低下。BUNも9月は44mg／dℓ、10月40・8mg／dℓに下がりました。赤血球数も増え、赤血球造血刺激因子剤（ESA製剤）の効きも良くなってきたとのこと。腎臓病に関わる数値が上向いたきっかけは、清炭末でした。飲み始めて2か月ほどで目に見える効果が出ています。

血清クレアチニン、ＢＵＮはともにたんぱく質の老廃物ですが、ＢＵＮは尿素と二酸化炭素が結びついた物質です。両者は尿毒素であり、基準値より高い（濃度が濃い）ということは、腎機能の低下を意味します。

また赤血球の減少は腎性貧血が疑われます。腎臓が分泌する造血ホルモン・エリスロポエチンの不足によるもので、多くの腎臓病患者さんに見られます。

血清クレアチニン、ＢＵＮに加えて貧血症状も改善してきたというのは、体内、具体的に言えば、腸で産出される尿毒素が少なくなったと考えられます。これは清炭末の毒素吸着・排出の働きにより腎臓の負荷が軽くなったおかげと言えるでしょう。

カルテ16

時に腎臓病の薬以上のパワーを発揮 清炭末の服用で血清クレアチンが低下

兵庫県　Ｇさん　女性

清炭末を飲み始めて１カ月で、血清クレアチンが３・１mg／dℓから２・６mg／dℓに下がったＧさん。しかし病院で出された薬（クレメジン）に変えたところ、再び上昇。慌てて清炭末を再開したそうです。また、以前に受けた手術の後、下痢に悩まされていましたが、清炭末を飲んでから便通が良くなったとのことです。

クレメジンも腸内の尿毒素を吸着する薬ですが、腎臓や血管に多大なダメージを与えるＡＧＥにはあまり効果がありません。清炭末は検証実験によりＡＧＥの吸着力がクレメジンの約７倍、とりわけ毒性の強い食品由来のＡＧＥ（ＴＡＧＥ）への吸着力が強いこともわかっています。継続して摂取することが望ましいと言えます。

カルテ17

年齢を問わず効果を発揮する清炭末90代腎不全患者の透析回避

福岡県　Jさん　90代　女性

日本は世界でもっとも人工透析患者の多い国。そのため技術も非常に高く進歩しています。それでも1回4時間、週に3回は通院しなければなりません。時間的にも体力的にも大きな負担であり、有効な治療法とわかっていても、「できれば透析を回避したい、導入時期を少しでも遅くしたい」というのが腎臓病患者さんの本音でしょう。

Jさんは腎不全の末期に至り、人工透析寸前だったそうです。そんな瀬戸際の時期に清炭末を知り、飲み始めました。すると症状に改善が見られ、透析生活を避けることができたのです。高かったカリウム値も下がりました。ご本人は大変喜んでおられます。主治医は大いに驚いているとのことです。90代のJさんでも年齢を問わず清炭末はしっかり働いて透析回避の助けとなりました。

カルテ18

血清クレアチニンが清炭末の服用開始わずか1カ月で0・8㎎／dℓも下がった

長野県　Hさん　60代　男性

Hさんは清炭末を飲み、1カ月で血清クレアチニンが0・8㎎／dℓも低下しました。かかりつけの腎臓内科医や看護師も心底驚いていたそうです。その経験を腎臓病教室で語り、清炭末を紹介したとのことです。

血清クレアチニンは、一度高くなると下げるのは困難です。それが短期間で大幅に改善すれば驚くのも当然です。治療の成果が出にくい腎臓病において、こうした変化は患者さんに前向きな気持ちをもたらすでしょう。

カルテ19

清炭末で予想以上の成果が！腎臓病に関わる3つの数値が軒並み下がった

鹿児島県　Iさん　70代　男性

自覚症状に乏しい慢性腎臓病（ＣＫＤ）の治療において定期検査は大切です。尿検査や血液検査から「今どの程度腎臓が機能しているか」がわかります。

Ｉさんは、血清クレアチニン、尿素窒素、尿酸の値が良くなく、病状の悪化が懸念される状態でした。

そんな中、試しに飲み始めた清炭末で予想外の成果が出たのです。腎臓病の指針となる３つの数値すべてが改善。あまりの変化に担当医も検査結果が信じられない様子だったそうです。腎臓の機能は落ち始めると、元通りにはならないとされています。そのため、治療の効果を感じることもあまりないかもしれません。医師が検査結果に目を見張ったのも、腎臓病ではなかなか起こり得ないことだからでしょう。

本人も「清炭末には本当に感謝しています。今後もずっと飲み続けていきたい」と喜んでいます。

カルテ20

腎盂腎炎から慢性腎臓病（ＣＫＤ）へ移行 つらいむくみが清炭末ですっきり解消

愛知県　Ｋさん　30代　女性

Ｋさんは20代で腎盂腎炎を患い、治療を受けるも回復せず慢性腎臓病（ＣＫＤ）に移行してしまいました。その後、尿が出にくくなり、全身がむくむなどの症状に悩まされるように。とくにつらかったのが顔のむくみで、ノイローゼ気味になってしまったそうです。

水分や塩分を制限したり利尿剤も効果はなく、そんな時、清炭末を飲み始めました。すると2日後に尿が出始め、むくみが和らいできた実感があったとのこと。それまで入らなかった指輪もつけられるようになり、大変喜んでおられます。

腎盂腎炎という病気は、膀胱炎などから起きるため、男性よりも尿道が短い女性が罹りやすいことが知られています。男性でも前立腺肥大症などで排尿障害がある場合は発症リスクが上がるので注意が必要です。多くは完治に至りますが、何度も繰り返すこともあり、KさんのようにCKDになるケースもあります。

CKDの主な症状はだるさ、食欲不振、頭痛、吐き気、動悸、むくみ（浮腫）などがあります。全身のむくみ、なかでも顔のむくみは女性にとってはつらいものです。Lさんは病院の治療がうまくいかず、清炭末を飲んでようやく解消することができました。むくみは外見だけでなく、腎臓をはじめとする内臓に負担がかかって機能が低下する恐れもあるので、「大したことない」と軽視すべきではありません。

Kさんは尿毒素を吸着する優れた働きがある清炭末により、腎臓の働きが良くなり、尿の出がスムーズになってむくみ解消につながったと考えられます。

カルテ21

漢方薬から清炭末に切り替えて4か月。クレアチニン値が着実に正常値へ近づいているのを実感

大阪府　Ｍ・Ｓさん　62才　女性

Ｍ・Ｓさんはもともとランゲルハンス細胞組織球症という持病によって尿管の一部に狭窄があり、軽い水腎症を患っていました。それでもクレアチニン値はすこぶる正常で、０・５〜０・６程度（正常値は０・７９まで）。腎臓の健康度の目安であるｅＧＦＲは１００を超えることもありました（60以上で正常）。

ところが２０２３年１月、数値に異常が生じます。クレアチニン値１・０、ｅＧＦＲは44。これを機に食事は減塩を心がけ、揚げ物や加工肉を避けて野菜中心にしました。すると１か月半後にはクレアチニン値は０・９６と少しだけ改善。これで油断したのでしょう、以前から予定していたシニア向けの１か月の短期留学へ出発し、現地の食事をするしかないのをいいことに、外食がちになってしまったのです。その後も海外

旅行が重なり、帰国後の血液検査では、クレアチニン値が1・84まで上がってしまっていました。とてもショックを受けたようです。

清炭末のことを知ったのはその頃ですが、ちょうど腎臓に効くという漢方薬と灸の治療をはじめたばかりだったので、この2つの治療の効果を見るため清炭末の摂取は少し見送ることにしました。そして3か月後、クレアチニン値は多少の改善はみられましたが、期待したような効果とは程遠いものだったそうです。

そこで思い切って清炭末をメインに飲み始めることにしました。1日2回、3粒と4粒にわけて食間に摂取。また、もともと食べることが大好きなので、減塩しながらいかに美味しく食事を楽しめるかいろいろ工夫して食事療法も継続したそうです。

こうして清炭末を摂取しはじめて4か月後、血液検査では1・84あったクレアチニン値が1・57にまで下がっていました。まだ正常値には遠いですが、少しずつ確実に回復していくのを実感できたそうです。

「今日、ご飯が美味しく食べられて、好きなダンスができることが喜びです。清炭末を信頼して、これからも続けていこうと思います」

第6章

知っておきたい！清炭末《せいたんまつ》に関するQ＆A

Q1 清炭末《せいたんまつ》は何からできているのですか？

原料は植物性の結晶セルロース。その原料は主に北米産の樹木から加工されたパルプです。セルロースは植物の細胞壁や植物繊維の主成分であり、食物ならば食物繊維。もともと医療品や食品に用いられる素材なので、無味無臭で無害。さらに徹底した管理の下、残留農薬ポジティブリスト記載の５４０種類の農薬すべてが不検出であることを確認済み。炭素・水素・酸素から成るセルロース以外の物質を除去し、食べられる炭として精製加工された物質です。

Q2 竹炭や備長炭などを加工した〝食べる炭〟もありますが、清炭末とは違うのですか？

竹炭や備長炭などの炭は、もともと食べるものではありませんし、食用の加工もされていません。「天然の植物だから安心」というのは誤解です。これらの炭は、生産地や土壌になどの違いで含まれる成分に差異があり、食べものとしての安全性は不明です。汚染の可能性も払拭できません。

一方、清炭末は開発段階から〝食べること〟を前提に「世界でもっとも安全な炭」をコンセプトに開発されました。安心・安全な〝食べられる炭〟です。

Q3 そもそも「薬用の炭」は何ですか？

薬用の炭として医療現場で使われているのは2種類あります。1つは「薬用炭」で、下痢や食中毒などの際、解毒剤として使用されます。消化管内で素早く有毒物質を吸着し、排出する作用があります。吸着力が強い分、薬の成分や栄養素なども吸着してしまいます。長期間の服用には適さないため、腎臓病には処方されません。

もう1つが本書で度々登場している腎臓病の薬・クレメジン。腸内で尿毒素のインドール、二次胆汁酸などを吸着し、尿毒症を予防・改善します。腎臓病の代表的な治療薬ですが、効き目は弱めとされ、便秘などの副作用があります。

Q4 清炭末は「薬用の炭」ではないのですか？

清炭末は薬ではありません。しかし腎臓病の専門医、研究者、薬学者らが開発に携わった物質です。清炭末は腸内で尿毒素を吸着・排出しますが、医薬品であるクレメジンがあまり吸着しないＡＧＥ（終末糖化産物）も、試験管内でほぼ１００％吸着することが確認されています。

Q5 清炭末はどこで、何を吸着するのですか？

主に大腸で作用します。吸着物はインドール、アンモニア、スカトールなど。これらは腸内の悪玉菌が作り出し、血液を経てインドキシル硫酸などの尿毒素になります。ＡＧＥに対しては強い吸着力があります。ＡＧＥは動脈硬化の原因であり、腎臓の毛細血管（ネフロン）を損傷させることがわかってきました。ほかにも腸内細菌（善玉菌）の減少につながるソルビン酸などの食品添加物も吸着します。

Q6 清炭末は口に入れても大丈夫？安全性に関する試験はクリアしていますか？

第三者機関で安全性試験を受け、すべて合格しています。一般生菌、大腸菌検査をはじめ、重金属検査や放射線検査、変異原性試験（突然変異を起こす危険性の有無）、急性毒性・亜急性毒性試験も実施、安全性を確認しています。

清炭末は腸で尿毒素などを吸着し、便と一緒に排泄されるため、腸から血液に入ることがない〝体に吸収されない〟物質で、排泄されることが特長の1つです。

Q7 清炭末はいつ、どのくらい飲めば良いのでしょうか？

カプセル状のもので、おおよその目安は1日7カプセル。量はご自分で加減してもかまいません。1日2、3回に分けて飲む方が多いようですが、朝だけ、夜だけという方もおられます。安全性試験では、1日の目安量の約50倍量を動物に28日間与え、安全は確認されています。基本的には目安となる量を参考に調節ください。

第4章で紹介しているリブマイクロープと一緒に摂ると、腸内環境を整える働きがより高まります。なお、清炭末がリブマイクロープを吸着する恐れはなく、逆にリブマイクロープが清炭末の働きを阻害することもありません。

Q8 病院で処方される薬やほかのサプリメントと同時に飲んでも問題ないですか?

清炭末が他の薬の成分を吸着してしまう可能性が多少考えられますので、薬とは1～2時間ほど時間を空けてお飲みください。それによって、薬と清炭末それぞれの効果が十分に発揮されやすくなります。

Q9 子どもに飲ませるときは量を減らすべきですか？

清炭末の飲用は、カプセルが飲み込める12歳くらいからが適当と思われます。飲む目安は、大人の3分の1～2分の1程度から始めてはいかがでしょうか。

Q10 飲んだあと、どれくらいで効き目が現れますか？

体質や体調によって個人差があり一概には言えませんが、おおむね3カ月から半年ほどで体感を得られる方が多いです。

私たちが生きている現代の環境では、有害物質は日常生活の中で常に体内に入ってきてしまうものです。ですから半年であれ1年であれ、飲み続けることは体にとって良いことです。清炭末は、病気の人がこれ以上病状を悪化させないためにも必要ですが、病気でないすべての現代人にとっても必要なものと言えるでしょう。

Q11 副作用はありますか？

清炭末もリブマイクロープも、医薬品ではないので副作用の心配はありません。それも利点の一つです。

Q12 清炭末やリブマイクロープはアレルギー疾患にも効果がありますか？

モニター検証も含めて多くの方に試していただきましたが、花粉症の方には大変好評です。鼻水、くしゃみ、鼻づまり、目のかゆみなどが軽くなったという声がたくさん寄せられています。近年、花粉症をはじめとするアレルギー疾患の予防・改善に腸内環境が重要であることが明らかになっています。清炭末は腸内細菌（悪玉菌）が産生する有害な物質を吸着し、便と一緒に排出します。また、リブマイクロープは腸内環境を整える優秀な乳酸菌生産物質なので、腸の健康を底上げしてくれます。こうした働きによって腸内環境が改善され、免疫細胞のバランスが良くなるのではないかと考えられています。

Q13 清炭末はアンチエイジングにも役立ちますか？

清炭末の特筆すべき作用の一つは、AGEの吸着・排出です。AGEは注目度の高い老化物質で、血管、皮膚、骨、内臓、脳などあらゆる臓器の障害に関わっています。わかりやすい例で言えば、お肌の弾力組織であるコラーゲンが硬くなり、新陳代謝が衰えてシミ・シワになる現象です。

AGEは血液に乗って全身の細胞に到達してしまいます。清炭末は老化物質であるAGEを腸で吸着し、血液に乗って全身に届くことを阻止することで、アンチエイジングに貢献します。

参考文献

『図解　腎臓病の正しい知識と最新治療　決定版』冨野康日己 監修（日東書院）
『腎臓病と診断されたら読む本』鈴木利昭 著（幻冬舎メディアコンサルティング）
『腎臓病を治す本　専門医が教える「根治のための治療法」と「生活習慣」』堀田修 著（マキノ出版）
『別冊ＮＨＫきょうの健康　慢性腎臓病（ＣＫＤ）』冨野康日己 監修（ＮＨＫ出版）
『腎臓病から見えた老化の秘密　クロトー遺伝子の可能性』草野英二　黒尾誠 共著（日本医学館）
『ＣＫＤ診療ガイド２０１２』社団法人 日本腎臓学会 編（東京医学社）

おわりに

腎臓病には特効薬がなく、医師、患者さん双方にとって難しい病気です。初期ではほとんど自覚症状はありませんが、尿たんぱく、血尿、血清クレアチンなどの数値が上昇していきます。この段階でも目立った症状は出ませんが、静かにゆっくりと、しかし確実に腎機能が失われていきます。人体には病を癒す力が備わっていますが、腎臓病が自然に治ることはごく稀です。一度失われた腎機能はほぼ回復が見込めません。

何年もかけて進行し、尿毒症寸前になってようやくむくみや倦怠感、夜間頻尿、貧血といった「腎不全」の症状が現れます。放置すれば完全に尿毒症となり、失われた腎機能を別の手段で補う「腎代替療法」を行うほかありませんが、腎移植はまだまだハードルが高いため、現実的には人工透析が命をつなぐ道となります。

しかしながら、人工透析は週に3日も通院し、1回4時間かけて血液を浄化しなければなりません。透析を終えたあとの疲労感、倦怠感に苦しむ方も少なくありません。これが一生涯続くのですから、体力・精神的にもストレスは甚大です。そのうえ、厳しい食事制限や合併症のリスクも付きまといます。人工透析が中心の生活をせざるを得なくなるため、旅行などの楽しみも奪われる形になるでしょう。

とはいえ、早い段階で治療をスタートすれば、それだけ治療法の選択肢が増えます。また、病院での治療とサプリメントの併用も効果的です。

本書では、腎臓病を悪化、進行させる元凶でもある尿毒素を腸内で吸着し、便と一緒に排出する「清炭末」と、乳酸菌が生み出す有効成分の「リブマイクローブ」を紹介しました。炭をベースとした清炭末は、腎臓病の医師、研究者や薬学の専門家によって開発されました。ここにリブマイクローブの腸内環境を整える作用が加われば、さらに大きな力となるでしょう。

また、清炭末やリブマイクローブによる腸内環境の健全化は、腎臓病患者をサポートするだけにとどまらず、腎臓病の予防にも有用です。花粉症の改善や美肌効果など、様々な恩恵も期待できるでしょう。

すでに腎臓病と闘っている方や腎機能の低下が心配な方など、腎臓を守りたいと願うみなさんにとって、本書が価値あるものとなれば幸いです。

◉ 監修者プロフィール

医師・医療相談専門医・産業医・森林医学医

佐野正行（さの・まさゆき）

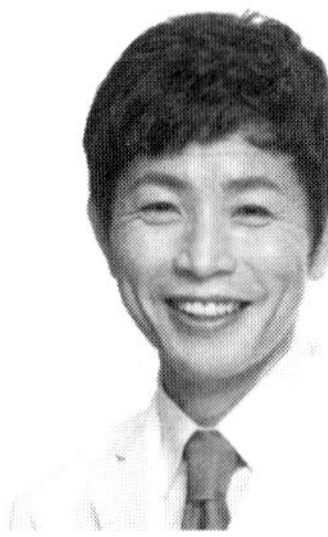

(株)メディカルアンドナレッジカンパニー 代表
ナチュラルクリニック代々木 医師
マーキュリーアカデミー 校長
川湯の森病院 副院長
日本産業医協会 会長
漢方養生学研究会 会長
予防医学・代替医療振興協会 学術理事

平成７年３月　名古屋大学医学部卒業
平成７年５月　豊橋市民病院
平成12年４月　名古屋大学医学部付属病院第一外科
平成12年６月　国立がんセンター中央病院
平成17年４月　国立がん研究所
平成18年７月　名古屋大学医学部付属病院第一外科
平成19年10月　武蔵野陽和会病院　外科医長
平成22年４月　三鷹中央病院　外科医長
平成24年４月　医療法人社団一友会　理事
「ナチュラルクリニック代々木」勤務

外科医として3000人以上の手術に携わる。

食生活改善による健康指導や予防医療、免疫力をあげて未病に対応するなど、「健康に、その人らしく、幸せに過ごす」サポートを治療から健康相談まで総合的に行う。著書に『最先端のがん免疫療法』（ワニブックス)がある。

◉ 著者プロフィール

橋下良子（はしもと・りょうこ）

医療ジャーナリスト

1976年生まれ。フリーランスの医療ジャーナリスト。糖尿病や腎臓病などをはじめとした生活習慣病やがん治療をテーマに健康、医療分野の執筆活動を行っている。